专科护理实践与典型案例解读系列丛书

内分泌代谢性疾病

专科护理实践与典型案例解读

主编　黎仁兰　唐　哲
彭葆坤　刘雪莲

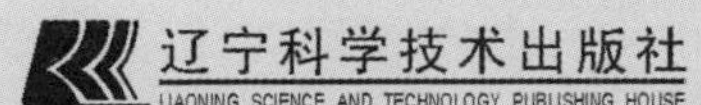

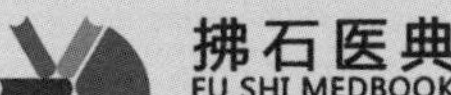

图书在版编目（CIP）数据

内分泌代谢性疾病专科护理实践与典型案例解读 / 黎仁兰等主编. — 沈阳 : 辽宁科学技术出版社, 2021.7
ISBN 978-7-5591-2121-9

Ⅰ. ①内… Ⅱ. ①黎… Ⅲ. ①内分泌病—护理②代谢病—护理 Ⅳ. ①R473.5

中国版本图书馆CIP数据核字(2021)第128733号

出版发行：辽宁科学技术出版社
北京拂石医典图书有限公司
地　　址：北京海淀区车公庄西路华通大厦 B 座 15 层
联系电话：010-57262361/024-23284376
E-mail：fushimedbook@163.com
印 刷 者 ：河北环京美印刷有限公司
经 销 者 ：各地新华书店

幅面尺寸：145mm×210mm
字　　数：214 千字　　印　　张：8.375
出版时间：2021 年 7 月第 1 版　　印刷时间：2021 年 7 月第 1 次印刷

责任编辑：陈　颖　　责任校对：梁晓洁
封面设计：咏　潇　　封面制作：咏　潇
版式设计：天地鹏博　　责任印制：丁　艾

如有质量问题，请速与印务部联系　　联系电话：010-57262361

定　　价：48.00 元

编委会名单

主　审　金醒昉

主　编　黎仁兰　唐　哲　彭葆坤　刘雪莲

副主编　刘红丽　董　颖　王梦婕　杨　晨
　　　　　杨　瑛　李星蕊

编　委　翁晓春　杨永萍　杨民慧　杨泽卫
　　　　　郭丽荣　王　婷　字　吟　李春丽
　　　　　胥红丽　吕翠荣　张美芬　陈金金
　　　　　徐　霞　孟月芳　王　丽　韩睿书
　　　　　王简艳　晏圆婷　李　思　李　捷
　　　　　黄洁杰　林　斌　梅　聪　郑　倩
　　　　　李　春　周松兰　李丽梅　周　琼
　　　　　熊　清　李清竹　颜穗珺　杨晓瑞

前言

昆明市延安医院内分泌科是省级临床重点学科，也是医疗、教学、科研及人才培养基地，云南省糖尿病专科护士培训基地，昆明市糖尿病诊疗技术中心。随着科室的发展壮大，实施亚专科管理，常规开设了代谢性疾病组、代谢性骨病组、垂体-靶腺疾病组、肥胖症疾病组四个亚专业。其中内分泌代谢性疾病护理水平与治疗水平齐头并进，共同发展，形成了一套高效率、高质量的护理模式。同时，护理人员也在长期的临床实践中积累了丰富的内分泌代谢性疾病护理经验，推动着整个内分泌科护理事业不断向前发展。

内分泌科多年来开展精细化护理，引进了延续性护理的理念，利用专科知识和技能为患者提供更精湛的护理。针对目前内分泌科亚专业需求，结合内分泌科的临床护理发展实践过程，我们总结了我科近千例收效较好的护理经验，在此基础上，全面收集最新素材，查阅国内外相关文献，编写了这本有特色的内分泌科护理实践与案例解读。本书结合临床护理经验，以延续性护理为主线，对常见病的护理做了系统的介绍，内容包括内分泌代谢性疾病常用检查、护理与实践、延续性护理的开展、常用评估量表、护理质量管理标准。最后，本书精选内分泌代谢性疾病真实案例，对其护理做了详尽的阐述，以展现专科护理的精髓。全书内容系统有序，目标明确，坚持理论与实践结合，具有科学性与专业性、传承性与创新性的特点。

本书为《专科护理实践与典型案例解读系列丛书》分册之一，这是继我中心2019年出版了《内分泌科专科护理服务能力与管理指引》一书之后的又一亚专业系列力作。此书凝聚了数十位内分泌科临床一线医护人员多年的实践经验和理论总结，可作为内分泌科护士提高亚专科护理质量的良好教材，也可用作内分泌科各级护士的参考书籍。

本书在编写过程中难免存在疏漏或不足之处，敬请广大同行和读者多多赐教和指正。

目录

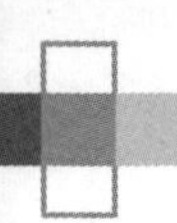

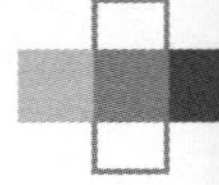

第一章 概 述

内分泌系统对控制、调节人类的生长发育和生命活动至关重要。人类对内分泌系统的认识经历了腺体内分泌、组织内分泌和分子内分泌三个阶段，而随着医学的发展和疾病谱的变化，内分泌代谢性疾病学科研究范畴也在不断扩大，研究更加深入，临床治疗已逐渐由临床症状的控制走向针对病因及发病机制的探索。内分泌代谢性疾病领域取得的长久进步，既是过去四十多年大时代跨越发展的结果，也是公共卫生、专科和基础临床医疗、基础研究等领域集体努力的结晶。

第一节 内分泌代谢性疾病的发展现状

随着21世纪的到来，我国经济水平与人民生活水平已经有了飞跃式的发展，然而新冠疫情的爆发给我国社会和人民造成了巨大的伤害，同时也充分检验了我国医疗水平的进步。除了类似新型冠状病毒这样的传染病，内分泌疾病带来的危害也是相当巨大的，特别是随着物质生活水平的提高、饮食

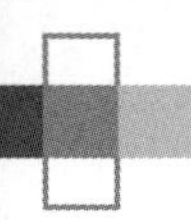

生活习惯的改变，大大增加了内分泌疾病的患病率，这已经成为了当前严重的世界性问题。所以，防治内分泌疾病就显得尤为重要。

据国际糖尿病联盟（International Diabetes Federation，IDF）统计，2019年全球糖尿病患者约有4.63亿；预计到2030年，糖尿病患者会达到5.78亿；预计到2045年，糖尿病患者会达到7.00亿。随着糖尿病患病率的增加，治疗手段也更加多样化，除生活方式干预和药物治疗外，手术和干细胞治疗也为未来糖尿病的诊治提供了新的技术手段。利用干细胞重建胰岛功能，就是通过干细胞的自我复制能力和分化成多种功能细胞的特性，使干细胞分化成胰岛细胞、修复损伤的胰岛细胞并促进其再生，靶向修复胰岛素抵抗，提高胰岛素敏感性，从而重建胰岛功能，减轻和延缓并发症的发生。干细胞治疗在国际上越来越受到重视，许多基础和临床研究结果均显示干细胞治疗对1型糖尿病和2型糖尿病均有显著的临床疗效，不仅可使血糖水平下降，还可避免炎性细胞因其他不利因素对胰岛细胞造成的损伤，保护胰岛功能，并对糖尿病肾病和糖尿病足等并发症有良好的临床效果。干细胞治疗技术在糖尿病治疗领域中具有良好的应用前景。目前，干细胞治疗已成为我国新的高科技生物领域的组成部分之一，我国对干细胞技术的投入也正在加大，但其尚处于临床应用研究阶段，因此，不建议将干细胞治疗糖尿

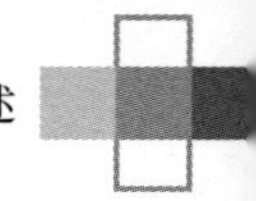

病的技术作为常规的临床实践。

无论是干细胞治疗糖尿病，还是双膦酸盐治疗骨质疏松，亦或是利拉鲁肽的应用，都使内分泌代谢性疾病的治疗有了巨大的突破。骨质疏松的新药研究，使骨质疏松治疗进入后双膦酸盐时代。双膦酸盐能够与骨的羟磷灰石结合，不仅可以破坏骨吸收的过程，增加骨密度，还能恢复骨小梁微结构，增强骨骼强度，而且在治疗一些特殊骨病和降低骨性关节炎方面也有显著疗效。据用药统计，结果显示双膦酸盐类抗骨质疏松药物使用量有显著增长趋势，增长速率明显超过降钙素类抗骨质疏松药物，现已成为一线抗骨质疏松药物。

利拉鲁肽是一种GLP-1受体激动剂，能够以葡萄糖浓度依赖的模式刺激胰岛素的分泌，同时以葡萄糖浓度依赖的模式降低过高的胰高血糖素分泌。因此，当血糖升高时，胰岛素分泌受到刺激，同时胰高血糖素分泌受到抑制；与之相反，在低血糖时利拉鲁肽能够减少胰岛素分泌，且不影响胰高血糖素的分泌。利拉鲁肽可通过抑制食欲、减少胃排空和促进白色脂肪棕色化，轻微延长胃排空时间，发挥减重作用。

新技术的开发，使人们对未来治愈内分泌代谢性疾病有了更大的期许，患者不再单一地认为疾病不可愈，而是更加积极地配合治疗。疾病研究范畴的不断扩大，是我们面临快速发展的良好契机，积极开展新技术，不断开拓创新，共同来推动学

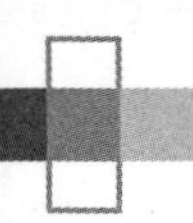

科的全面发展。

第二节　内分泌代谢性疾病的临床进展

过去十年里，内分泌代谢性疾病的研究发生了质的飞跃，研究领域大幅拓宽，多个基础研究方向实现从无到有的突破。在回味欣欣向荣的学术成绩之外，我们更需要清醒地认识到，我国整体内分泌代谢性疾病的研究与实践尚处于快速学习和消化阶段，仅在极少领域迈入应用创新阶段。目前，在中国和世界内分泌代谢性疾病及其并发症的严峻形势下，能有效防治内分泌代谢性疾病和慢性并发症，不仅是医疗行为，更是人们应该高度重视的问题。

内分泌代谢性疾病及其相关并发症严重威胁患者的生命和生活质量，给患者、家庭和社会均带来沉重的经济负担。为规范全国糖尿病防治工作，中华医学会糖尿病学分会（Chinese Diabetes Society，CDS）于2020年更新《中国2型糖尿病防治指南》，为我国2型糖尿病的临床诊疗提供指导。根据最新的流调数据，依世界卫生组织（World Health Organization，WHO）的诊断标准，我国糖尿病患病率上升至11.2%。在有严格质量控制的实验室，采用标准化检测方法测定的糖化血红蛋白（HbA1c）可以作为糖尿病的补充诊断标准。我国血糖控制标准定为HbA1c＜7.0%，并强调糖尿病

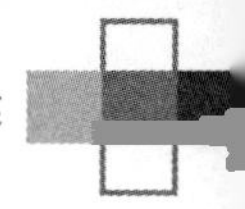

治疗应个体化，对早期、胰岛功能相对较好、无严重并发症且血糖容易控制的糖尿病患者应尽可能将血糖值控制在：空腹 4.4～7.0mmol/L，餐后2小时＜10.0mmol/L；而建议危重患者的血糖控制在：空腹7.0～10.0mmol/L，餐后 10.0～12.0mmol/L，HbA1c 7%～9%，以防止因低血糖导致严重的心脑损害，增加重症患者的死亡率。

在内分泌代谢性疾病中，糖代谢的紊乱已成为全球关注的慢性病之一，是世界范围内死亡的主要原因之一。在最新发布的健康中国行动计划中，亦将糖尿病作为国家重点干预防控的四大慢性病之一。而糖尿病肾病则是最常见、最严重的微血管并发症之一，是患者进展为终末期肾病发生肾衰竭的主要危险因素。糖尿病肾病的基础治疗进展包括以下几方面。

1.优化血糖控制。

2.聚焦新型降糖药物。①胰高血糖素样肽类-1（glucagon-like peptide-1,GLP-1）可降低心血管事件和全因死亡风险。②钠葡萄糖协同转运蛋白（sodium glucose co-transporter 2,SGLT-2）抑制剂不仅可以持续改善白蛋白尿，还可以通过发挥抗感染作用、改善胰岛素敏感性、减轻体重及降低血压等作用，延缓糖尿病患者肾功能进展。③二肽基肽酶（dipeptidyl peptidase 4,DPP-4）抑制剂可阻断GLP-1等分子的降解，导致胰岛素分泌增加。

3.优化血压控制。

4.优化血脂控制。

5.优化体重控制。由于2型糖尿病的进展与饮食习惯和（或）过度肥胖密切相关，改变生活方式被推进为2型糖尿病的主要治疗方法，减肥手术已成为肥胖2型糖尿病患者临床防治的重要补充。

在基础治疗过程中，糖尿病肾病的新药正在不断被研发，有些药物已进入了Ⅲ期临床试验阶段，新技术——干细胞治疗也应运而生。干细胞是一组处于未分化状态的前体细胞，具有独特的自我更新能力及分化为多种特定细胞的潜能。干细胞治疗糖尿病肾病的机制主要包括：

1.归巢到受损组织并分化为有功能的靶细胞。

2.局部旁分泌及营养作用。目前在干细胞的研究中，关于间充质干细胞（mesenchymal stem cell,MSC）治疗糖尿病肾病安全性和有效性的研究是最深入的。

无论是血糖的控制还是新型药物的研发使用，都表明我国内分泌代谢性疾病良好的发展方向。作为内分泌代谢性疾病防治工作的倡导者和实践者，我们有必要做好以下几方面建设：一是要加强相关并发症的早筛查、早发现、早治疗；二是要引入患者作为“健康管理第一责任人”的理念，通过同伴支持教育，提高自我管理能力；三是要加强信息技术支持及监测体系

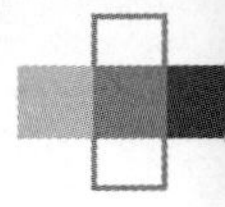

的建设。目前，糖尿病及其他内分泌代谢性疾病的治疗仍在不断地发展更新中，未来期待能实现精准化、个体化治疗，力求提高患者的生存质量，减轻社会经济负担，助力“健康中国”建设。

第二章

内分泌代谢性疾病常用检查

实验室检查是综合运用实验室的各种方法和技术对患者的血液、体液、分泌物、排泄物等标本进行检查，获得反映病原学、病理学或脏器功能状态等的资料，在协助疾病诊断、推测疾病预后、制定治疗和护理措施、观察病情与疗效等方面具有重要的作用。

第一节 血液学检查

血液是由血细胞和血浆组成的红色液体，流动于血管，循环于全身，直接或间接地与机体各组织、器官发生联系，血液中各成分数量或质量的改变可反映血液系统及相关组织、器官的功能状态。

一、空腹血糖检测

空腹血糖（fasting blood glucose，FBG）是诊断糖代谢紊乱最常用和最重要的指标，以空腹血浆葡萄糖（fasting plasma

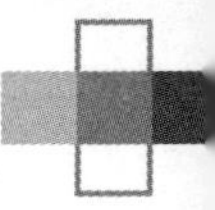

glucose，FPG）检测较为方便，且结果也最可靠。但空腹血糖易受肝脏功能、内分泌激素、神经因素和抗凝剂等多种因素的影响，且不同的检测方法，其结果也不尽相同。

【适应证】

空腹血糖检测的适应证见表2-1-1。

表2-1-1　空腹血糖检测的适应证

状态	适应证
高血糖症	门诊患者或住院患者的糖尿病筛查 糖尿病治疗监测 评价碳水化合物代谢（孕妇、慢性肝病、急性肝炎、急性胰腺炎、慢性胰腺炎、肢端肥大症、艾迪生病、全垂体功能减退等）
低血糖症	糖尿病治疗时出现低糖血症有关的症状 排除临床表现健康的低糖血症患者（胰岛素瘤除外） 患者低糖血症相关症状 新生儿低糖血症检测

【参考值】

葡萄糖氧化酶法：3.9～6.1mmol/L。

【临床意义】

血糖检测是目前诊断糖尿病的主要依据，也是判断糖尿病病情和控制程度的主要指标。

1.空腹血糖（FBG）增高

空腹血糖增高而又未达到诊断糖尿病标准时，称为空腹血

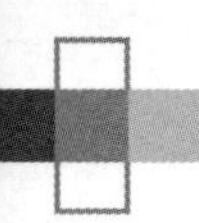

糖过高；空腹血糖增高超过7.0mmol/L时称为高血糖症。根据空腹血糖水平将高血糖症分为3级，见表2-1-2。

表2-1-2　高血糖症的分级

FBG	程度
7.0～8.4mmol/L	轻度增高
8.4～10.1mmol/L	中度增高
＞10.1mmol/L	重度增高

当FBG超过9.0mmol/L（肾糖阈）时尿糖即可呈阳性。

（1）生理性增高：餐后1～2小时、高糖饮食、剧烈运动、情绪激动、胃倾倒综合征等。

（2）病理性增高：①各型糖尿病；②内分泌疾病：如甲状腺功能亢进症、巨人症、肢端肥大症、皮质醇增多症、嗜铬细胞瘤和胰高血糖素瘤等；③应激性因素：如颅内压增高、颅脑损伤、中枢神经系统感染、心肌梗死、大面积烧伤、急性脑血管病等；④药物影响：如噻嗪类利尿药、口服避孕药、泼尼松等；⑤肝脏和胰腺疾病：如严重的肝病、坏死性胰腺炎、胰腺癌等；⑥其他：如高热、呕吐、腹泻、脱水、麻醉和缺氧等。

2.空腹血糖减低

FBG低于3.9mmol/L时称为血糖减低，当FBG低于2.8mmol/L时称为低血糖症（hypoglycemia）。

（1）生理性减低：饥饿、长期剧烈运动、妊娠等。

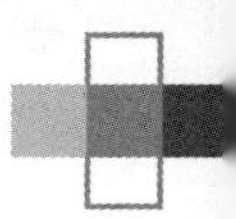

（2）病理性减低：①胰岛素过多，如胰岛素用量过大、口服降糖药、胰岛β细胞增生或肿瘤等；②对抗胰岛素的激素分泌不足，如肾上腺皮质激素、生长激素缺乏；③肝糖原贮存缺乏，如急性重型肝炎、急性肝炎、肝癌、肝淤血等；④急性乙醇中毒；⑤先天性糖原代谢酶缺乏，如Ⅰ、Ⅲ型糖原贮积病（glycogen storage disease，GSD）等；⑥消耗性疾病，如严重营养不良、恶病质等；⑦非降糖药物影响，如磺胺类药物、水杨酸、吲哚美辛等；⑧特发性低血糖。

二、口服葡萄糖耐量试验

葡萄糖耐量试验（glucose tolerance test,GTT）是一种葡萄糖负荷试验，是测试人体对葡萄糖的耐受程度，主要用于诊断症状不明显或血糖升高不明显的可疑糖尿病。葡萄糖耐量试验（GTT）有静脉葡萄糖耐量试验（intravenous glucose tolerance test,IVGTT）和口服葡萄糖耐量试验（oral glucose tolerance test,OGTT）。正常人口服或注射一定量的葡萄糖后，血糖会暂时性升高；当胰岛β细胞功能正常时，胰岛素分泌会增多，通过各种机制使血糖在2～3小时内迅速恢复到正常水平。利用这一试验可以了解胰岛β细胞的功能和机体对糖的调节能力。现多采用WHO推荐的75g无水葡萄糖标准进行OGTT试验，分别检测空腹血浆葡萄糖和口服葡萄糖后0.5，1，2，3小

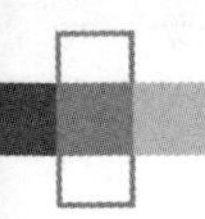

时的血糖和尿糖。

【适应证】

1.空腹血糖偏高或尿糖阳性，疑似患有糖尿病者。

2.临床无症状，血、尿糖均正常，但有糖尿病家族史及反复流产、早产或有巨大胎儿史等。

3.为其他原因引起的尿糖阳性作鉴别诊断。

4.怀疑有妊娠糖尿病者。

5.对原有糖耐量异常者的随访观察。

【禁忌证】

有发热、感染等应激状况者，不应做OGTT试验；服糖后恶心、呕吐者终止试验，可于另日改做馒头餐试验。

【参考值】

见表2-1-3。

表2-1-3　口服葡萄糖耐量试验的参考值

项目名称	参考范围	单位
空腹血糖	3.9～6.1	mmol/L
餐后0.5小时血糖	<11.1	mmol/L
餐后1小时血糖	7.8～9.0	mmol/L
餐后2小时血糖	<7.8	mmol/L
餐后3小时血糖	3.9～6.1	mmol/L

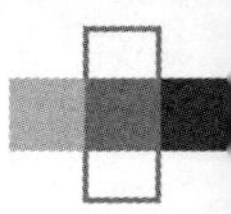

【临床意义】

OGTT是一种葡萄糖负荷试验，用于了解机体对葡萄糖的调节能力，是糖尿病和低血糖症的重要诊断性试验。临床上OGTT主要用于诊断糖尿病、判断糖耐量异常（impaired glucose tolerance，IGT）、空腹血糖受损（impaired fasting blood glucose，IFG）、鉴别糖尿病和低糖血症，还可用于胰岛素和C-肽释放试验。

1.临床上有以下条件者，即可诊断为糖尿病

（1）具有糖尿病症状，FPG≥7.0mmol/L。

（2） OGTT 2小时餐后血糖≥11.1mmol/L。

（3）具有临床症状，随机血糖≥11.1mmol/L，且伴有尿糖阳性者。

（4）临床症状不典型者，需要另日重复检测确诊，但一般不主张做第3次OGTT。

2.判断糖耐量异常

空腹血浆葡萄糖<7.0mmol/L,餐后2小时血糖为7.8～11.1mmol/L，且血糖到达高峰的时间延长至1小时后，血糖恢复正常的时间延长至2～3小时后，同时伴有尿糖阳性者为糖耐量异常。糖耐量异常常见于2型糖尿病、肢端肥大症、甲状腺功能亢进症、肥胖症及皮质醇增多症等。

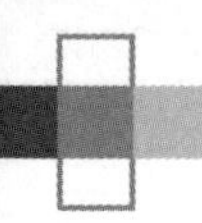

3.平坦型糖耐量曲线

空腹血浆葡萄糖降低，口服葡萄糖后血糖上升也不明显，餐后2小时血糖仍处于低水平状态，常见于胰岛β细胞瘤、肾上腺皮质功能亢进症、腺垂体功能减退症，也可见于胃排空延迟、小肠吸收不良等（表2-1-4）。

表2-1-4　糖尿病及其他高血糖的诊断标准

项目名称	静脉血浆	静脉全血	毛细血管全血	单位
糖尿病-空腹血糖	≥7.0	≥6.1	≥6.1	mmol/L
糖尿病-服糖2小时血糖	≥11.1	≥10.0	≥11.1	mmol/L
IGT-空腹血糖	<7.0	<6.1	<6.1	mmol/L
IGT-服糖2小时血糖	7.8～11.1	6.7～10.0	7.8～11.1	mmol/L
IFG-空腹血糖	6.1～7.0	5.6～6.1	5.6～6.1	mmol/L
IFG-服糖2小时血糖	<7.8	<6.7	<7.8	mmol/L

【注意事项】

OGTT的准备工作及进行OGTT时应注意的问题主要包括以下几方面：

1.试验前3天要保证摄入足够的糖类，一般来说这3天中每日糖类摄入量在150～200g以上，否则可能造成人为的糖耐量受损。

2.应停用可能影响血糖的药物一段时间，如影响血糖水平的利尿药、肾上腺糖皮质激素及口服避孕药等。

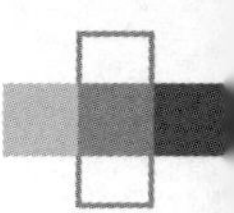

3.试验前空腹8～14小时。

4.试验中服用的葡萄糖水浓度不应过高或过低，浓度过高时太甜，浓度过低时糖水量太大，患者难以接受。

5.试验中不要进行剧烈的体力活动，不要大量饮水，不要吸烟、喝酒或咖啡等刺激性的食品或饮料。

三、糖化血红蛋白检测

糖化血红蛋白（glycosylated hemoglobim,GHb）是在红细胞生存期间，血红蛋白与血清中的糖相结合的产物。由于GHb所结合的成分不同，GHb又分为HbA1a（与磷酰葡萄糖结合）、HbA1b（与果糖结合）和HbA1c（与葡萄糖结合）。其中HbA1c含量最高（占60%～80%），是目前临床最常检测的部分。

糖化血红蛋白检测的指征：糖尿病糖类代谢的长期回顾性监测，检测的推荐频率取决于糖尿病类型和具体治疗方案。

【参考值】

HbA1c:4%～6%。

【临床意义】

HbA1c取决于血糖水平、高血糖持续时间，其生成量与血糖浓度成正比。HbA1c的代谢周期与红细胞的寿命基本一致，故HbA1c反映了近2～3个月的平均血糖水平，但并不能提示每天血糖的动态变化或低血糖异常发生的频率。

1.评价糖尿病控制的程度

HbA1c增高提示最近2～3个月的血糖水平控制不良。HbA1c愈高，血糖水平愈高，病情愈重，因此可作为糖尿病患者长期血糖控制的观察指标。糖尿病控制良好者，每2～3个月检测1次，控制欠佳者每1～2个月检测1次，以便调整用药剂量。

2.预测血管并发症

由于HbA1c与氧的亲和力强，可导致组织缺氧，故长期HbA1c增高可引起组织缺氧而发生血管并发症。HbA1c>10%，提示并发症严重，预后较差。

3.鉴别高血糖

糖尿病高血糖的HbA1c水平增高，而应激性高血糖的HbA1c则正常。

四、血清胰岛素检测和胰岛素释放试验

糖尿病时，由于胰岛β细胞功能障碍和胰岛素生物学效应不足（胰岛素抵抗），而出现血糖增高和胰岛素降低的分离现象。胰岛素释放试验（insulin releasing test，IRT），就是让患者口服葡萄糖或用馒头餐（已确诊为糖尿病者可食用含面粉100g的馒头，未确诊糖尿病者用75g无水葡萄糖）来刺激胰岛β细胞释放胰岛素，通过测定空腹和口服葡萄糖后0.5，1，2，3小时的血清胰岛素浓度水平，来了解胰岛β细胞基本功能状态，

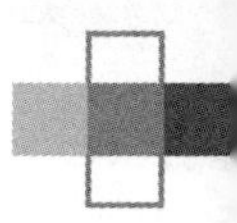

从而间接了解血糖控制情况。

【参考值】

胰岛素释放试验：口服葡萄糖或馒头餐后胰岛素高峰在0.5～1小时内，峰值为空腹胰岛素的5～10倍，2小时后胰岛素＜30μIU/ml，3小时后达到空腹水平（表2-1-5）。

表2-1-5　胰岛素释放试验的参考值

项目名称	参考范围	单位
空腹胰岛素	4.03～23.46	μIU/ml
餐后0.5小时胰岛素	2～30.5	μIU/ml
餐后1小时胰岛素	15～120	μIU/ml
餐后2小时胰岛素	11.5～99.6	μIU/ml
餐后3小时胰岛素	2～30.5	μIU/ml

【临床意义】

血清胰岛素水平和胰岛素释放试验主要用于糖尿病的分型诊断及低血糖的诊断与鉴别标准。

（1）1型糖尿病：空腹胰岛素明显下降，口服葡萄糖后胰岛素释放曲线低平。

（2）2型糖尿病：空腹胰岛素可正常、稍高或减少，口服葡萄糖后胰岛素呈延迟释放反应。

（3）胰岛细胞瘤：常出现高胰岛素血症，胰岛素呈高水平曲线，但血糖降低。

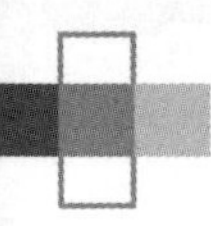

（4）其他：肥胖、肝功能受损、肾衰竭、肢端肥大症、巨人症等血清胰岛素水平增高；腺垂体功能低下、肾上腺皮质功能不全或饥饿时，血清胰岛素水平减低。

五、血清C肽检测

C肽是胰岛素原在蛋白水解酶的作用下分裂而成的与胰岛素等分子的肽类物。C肽释放试验可用于评价胰岛β细胞分泌功能和储备功能。

【参考值】

C肽释放试验：口服葡萄糖或馒头餐后0.5～1小时内出现高峰，其峰值为空腹C肽的5～6倍（表2-1-6）。

表2-1-6　C肽释放试验的参考值

项目名称	参考范围	单位
空腹C肽	0.55～4.6	ng/ml
C肽（0.5小时）	3.05～11.86	ng/ml
C肽（1.0小时）	2.86～10.3	ng/ml
C肽（2.0小时）	2.66～9.34	ng/ml
C肽（3.0小时）	0.55～4.6	ng/ml

【临床意义】

1.C肽水平增高

（1）胰岛β细胞瘤时空腹血清C肽增高，C肽释放试验呈高

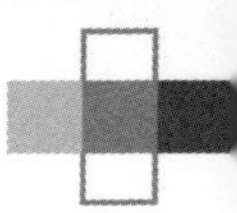

水平曲线。

（2）肝硬化时血清C肽增高，且C肽/胰岛素比值下降。

2.C肽水平降低

（1）空腹血清C肽降低,见于糖尿病。

（2）C肽释放试验：口服葡萄糖或馒头餐后1小时血清C肽水平降低，提示胰岛素β细胞储备功能不足。释放曲线低平提示1型糖尿病；释放延迟见于2型糖尿病。

（3）C肽水平不升高，而胰岛素增高，提示为外源性高胰岛素血症，如胰岛素用量过大等。

六、血清脂质和脂蛋白检测

血脂既是重要的生理物质，又与许多疾病，尤其是动脉粥样硬化和由其引起的心脑血管疾病的发生、发展有密切的关系，成为这些疾病的危险因素。因此，血脂检查对于动脉粥样硬化及心脑血管疾病的诊断、治疗和预防都有重要意义。

由于血脂与饮食、运动等关系密切，其标本采集要求如下。

（1）素食或低脂饮食3天。

（2）采血前24小时内禁酒、避免剧烈运动。

（3）用真空采血管采集空腹静脉血。

（4）采血过程中止血带结扎时间不可过长，防止标本溶血。

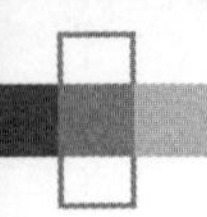

（一）血清脂质测定

1.血清总胆固醇（total cholesterol, TC）测定

【参考值】

TC：3.8～6.1 mmol/L。

【临床意义】

（1）胆固醇升高：①生理性，主要取决于患者性别、年龄、饮食习惯、运动量、环境因素等。青年男性高于女性，女性绝经后高于同龄男性；新生儿哺乳后很快接近成年人水平；胆固醇水平有随年龄增长而增高的趋势，但70岁后降低。②病理性，见于冠心病、高脂血症、甲状腺功能减退、糖尿病、肾病综合征等。

（2）胆固醇降低：见于急性肝坏死、肝硬化、甲状腺功能亢进、严重营养不良和严重贫血等。

2.血清甘油三酯（triglyceride, TG）测定

【参考值】

TG：0.56～1.7mmol/L。

【临床意义】

（1）血清甘油三酯升高：①生理性，见于高脂肪饮食（一般餐后2～4小时达高峰，8小时后基本恢复空腹水平）、运动不足和肥胖。②病理性，见于高脂血症、动脉硬化症、肥胖症、糖尿病、脂肪肝、肾病综合征、高脂饮食和酗酒等。

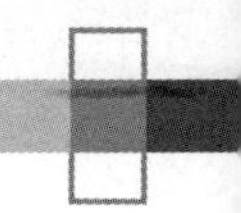

（2）血清甘油三酯降低：见于低脂蛋白血症、严重肝脏疾病、甲状腺功能亢进症、肾上腺皮质功能减退症等。

（二）血清脂蛋白测定

1.血清高密度脂蛋白胆固醇（ high density lipoprotein cholesterol，HDL-C）测定

高密度脂蛋白（ high density lipoprotein，HDL）是血清中颗粒最小、密度最大的一组脂蛋白。HDL在胆固醇由末梢组织向肝脏的逆转运中起重要作用。

【参考值】

HDL-C：0.78～2.2mmol/L。

【临床意义】

（1）血清高密度脂蛋白胆固醇增高：生理性增高见于饮酒、长期足量运动；病理性增高见于原发性胆汁性肝硬化。

（2）血清高密度脂蛋白胆固醇减低：生理性减低见于高糖及素食饮食、肥胖、吸烟和运动不足；病理性减低见于动脉粥样硬化、糖尿病、肾病综合征、急性心肌梗死、肝损害等。

2.血清低密度脂蛋白胆固醇（low density lipoprotein cholesterol，LDL-C）测定

其主要功能是将胆固醇自肝脏运向周围组织细胞，使动脉内膜下沉积大量脂质，促进动脉粥样硬化的形成。

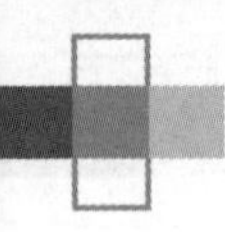

【参考值】

LDL-C：2.07～3.1mmol/L。

【临床意义】

（1）血清低密度脂蛋白胆固醇增高：与冠心病发病呈正相关，可用于判断发生冠心病的危险性。此外，也可见于甲状腺功能减退、肾病综合征、胆汁淤积性黄疸、肥胖症、糖尿病、慢性肾衰竭等。

（2）血清低密度脂蛋白胆固醇减低：见于甲状腺功能亢进症和肝硬化等。

3.血清脂蛋白（a）测定

血清脂蛋白［lipoprotein（a），Lp（a）］是一种特殊的脂蛋白，其结构在蛋白质方面与低密度脂蛋白很相似，脂蛋白（a）可促进低密度脂蛋白在血管壁上聚集，增加动脉粥样硬化和动脉血栓形成的危险性。

【参考值】

Lp（a）：0～300mg/L。

【临床意义】

脂蛋白（a）浓度明显增高是冠心病的一个独立危险因素，其浓度随年龄的增长而增加。此外，脂蛋白（a）浓度增高还可见于1型糖尿病、肾脏疾病、炎症、手术、创伤后及血液透析后等。

4.小而密低密度脂蛋白（ small dense low density lipoprotein,

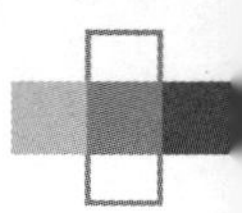

sd LDL）测定

小而密低密度脂蛋白（sd LDL）是LDL中胆固醇所占比例较小而蛋白质比例较大的一部分。因其颗粒的体积小、密度大，有更强的致动脉粥样硬化作用。

【参考值】

10.2～44.8mg/dl。

【临床意义】

sd LDL水平是冠心病患者检查代谢综合征的有效指标。临床上常将高TG、低HDL-C及sd LDL增多同时存在者，称为动脉粥样硬化脂蛋白表型或脂质三联症。

正常血脂的参考值见表2-1-7。

表2-1-7　正常血脂参考值

项目名称	参考范围	单位
血清总胆固醇	3.8～6.1	mmol/L
甘油三酯	0.56～1.7	mmol/L
高密度脂蛋白	0.78～2.2	mmol/L
低密度脂蛋白	2.07～3.1	mmol/L

七、血尿酸检查

尿酸（urine acid，UA）是核蛋白和核酸中嘌呤分解代谢的最终产物，分为内源性和外源性两种。内源性尿酸是由体内组织核酸分解代谢产生；外源性尿酸是由食物中的核酸分解代谢

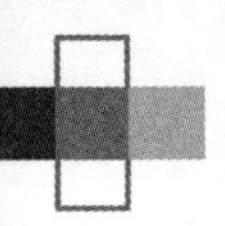

产生。尿酸主要在肝脏中生成，大部分经肾小球滤过随尿排出体外。正常情况下，体内的尿酸处于动态平衡，当肾脏发生病变时，血尿酸会升高。过多的尿酸盐结晶沉积在组织内，主要是关节与软骨处，会发生炎症反应，引起痛风。但少数痛风患者在痛风发作时血尿酸测定正常。血尿酸增高无痛风发作者为高尿酸血症。

标本采集：采集标本时，取空腹静脉血2ml，分离血清进行测定。检查血尿酸值，需要空腹8小时以上再抽血，一般要求晚上12点后禁食，但可喝水。

【参考值】

UA：155～357μmol/L。

【临床意义】

1.血尿酸增高

见于痛风、白血病、多发性骨髓瘤、真性红细胞增多症、肾小球肾炎、重症肝病、妊娠等。

2.血尿酸降低

恶性贫血等。

八、血清蛋白质检测

血液中的蛋白质主要是血浆蛋白质及红细胞所含的血红蛋白。血浆蛋白质包括血浆白蛋白、各种球蛋白、纤维蛋白原及

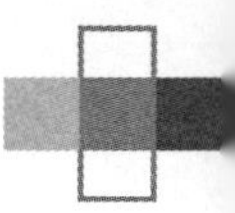

少量结合蛋白如糖蛋白、脂蛋白等。

【参考值】

正常血清蛋白质的参考值见表2-1-8。

表2-1-8 正常血清蛋白质的参考值

项目名称	参考范围	单位
血清总蛋白	60～85	g/L
白蛋白	35～55	g/L
球蛋白	20～40	g/L
清蛋白	40～55	g/L
白球比	1.25～2.25	-

【临床意义】

若血清白蛋白＜25g/L或血浆总蛋白质低于60g/L，则可诊断为低蛋白血症。低蛋白血症不是一个独立的疾病，而是各种原因所致负氮平衡的结果。低蛋白血症分为轻、中、重度三级，见表2-1-9。

表2-1-9 低蛋白血症的分级

分级	血浆白蛋白（g/L）
轻度	30～35
中度	25～30
重度	＜25

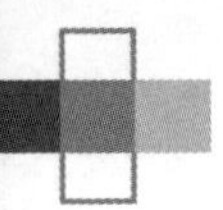

九、血清钙检测

人体总钙约99％以上以磷酸钙的形式存在于骨骼及牙齿中，血液中钙含量不及总钙的1％，主要存在于血浆中。钙离子的主要生理功能为降低神经肌肉的兴奋性，维持心肌传导系统的兴奋性和节律性，参与肌肉收缩及神经传导，激活酯酶、三磷酸腺苷及参与凝血过程。

【参考值】

血清总钙：2.03～2.54mmol/L。

【临床意义】

1.血钙增高

血钙高于2.60mmol/L为高钙血症，见于：①摄入过多，如静脉用钙过量、大量饮用牛奶等；②钙吸收作用增强，如维生素A或维生素D摄入过多；③溶骨作用增强，如原发性甲状旁腺功能亢进、甲状腺功能亢进、转移性骨癌、急性白血病、多发性骨髓瘤和淋巴瘤等；④肾脏功能损害，如急慢性肾衰竭和肾病综合征。

2.血钙降低

血钙低于2.03mmol/L为低钙血症，见于：①摄入不足或吸收不良，如长期低钙饮食、腹泻、胆汁淤积性黄疸、急性坏死性胰腺炎、妊娠后期等；②钙吸收作用减弱，如佝偻病、软骨

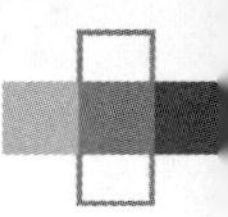

病等；③成骨作用增强，如甲状旁腺功能减退、恶性瘤骨转移等；④肾脏疾病，如急慢性肾衰竭、肾病综合征和肾小管性酸中毒。

十、血清磷检测

体内的磷70%～80%存在于骨骼及软组织和细胞内，小部分存在于体液中。血液中的磷以有机磷和无机磷两种形式存在，血清磷测定通常指测定无机磷。磷的生理功能主要为调节酸碱平衡，参与多种酶促反应和糖、脂类及氨基酸代谢，构成生物膜和维持膜的功能，以及参与骨骼组成。

【参考值】

血清磷：0.84～1.5mmol/L。

【临床意义】

1.血磷降低

血清磷低于0.84mmol/L为低磷血症，见于：①摄入不足或吸收不良，如佝偻病、长期服用含铝的制酸剂、饥饿或恶病质、维生素D缺乏；②丢失过多，如呕吐和腹泻、血液透析、肾小管性酸中毒、急性痛风；③磷转入细胞内，如静脉注射葡萄糖或胰岛素、过度通气综合征、妊娠、急性心肌梗死、甲状腺功能减退；④其他，如乙醇中毒、糖尿病酮症酸中毒、甲状旁腺功能亢进症、维生素D抵抗性佝偻病等。

2.血磷增高

血清磷高于1.5mmoL/L为高磷血症，见于：①内分泌疾病，如甲状旁腺功能减退症、甲状腺功能减退症；②肾排泄受阻，如慢性肾衰竭；③维生素D过多；④其他，如肢端肥大症、多发性骨髓瘤、骨折愈合期、急性肝坏死、粒细胞性白血病等。

第二节　尿液检查

泌尿系统的主要功能是生成和排泄尿液，调节体内水、电解质与酸碱平衡。尿液常规检查可以初步反映泌尿系统病变，也可间接反映全身代谢及循环等系统的功能，是实验室常规检查项目之一。

一、尿液检查前注意事项及要求

1.为检查准确，检查当天早晨空腹状态下留取第一次尿液。尿常规检查时，留取尿液不少于10ml。

2.女性留取尿标本时应避开经期，以防止阴道分泌物混入尿液。

3.最好留取中段尿。留取尿液应使用清洁干燥的容器，即医院提供的一次性尿杯和尿试管。

4.所留尿液应尽快送实验室检查，因为时间过长会有葡萄糖

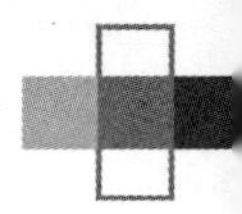

被细菌分解、管型破坏、细胞溶解等问题出现，影响检查结果的准确性。

二、尿糖

尿糖（glucose in urine ）主要是指尿中的葡萄糖。正常人尿液中几乎不含或仅含微量尿糖。生理情况下，滤液流经肾小管近曲小管时，葡萄糖可全部被重吸收到血液中。

【参考值】

尿糖定性试验呈阴性。

【临床意义】

肾小管对葡萄糖的重吸收有一定的限度，当血糖浓度超过8.88mmol/L时，肾小球滤液里的葡萄糖就不能被肾小管全部重吸收，剩余部分随尿液排出，尿中开始出现葡萄糖时的最低血糖浓度，称为肾糖阈。正常人的肾糖阈为8.9～10.0mmol/L。

尿糖阳性只提示血糖值超过肾糖阈，阴性不能排除糖尿病可能。如并发肾脏疾病时，肾糖阈升高，虽然血糖正常，但尿糖可阴性；而妊娠期肾糖阈降低，虽然血糖正常，但尿糖可阳性。这些特殊情况下，尿糖监测对治疗的指导作用意义不大。尿糖监测决不能代替血糖监测，其对发现低血糖没有帮助，目前糖尿病控制标准已不用该指标。

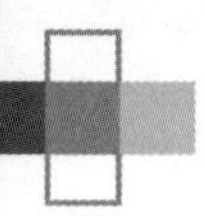

三、尿酮体

尿酮体（ketone，KET）是尿中乙酰乙酸、β-羟丁酸和丙酮的总称。酮体是肝脏中脂肪分解成脂肪酸的中间代谢产物，正常情况下，机体产生少量酮体，随着血液运送到心脏、肾脏和骨骼肌等组织，作为能量来源被利用。当糖代谢发生障碍、脂肪分解增多、酮体产生速度超过机体利用速度时，可出现酮血症；酮体血浓度超过肾阈值时，可产生尿酮。酮体中的乙酰乙酸和β-羟丁酸都是较强的有机酸，大量消耗体内储备碱，若代谢紊乱进一步加剧，血酮体继续升高，超过机体代偿能力时，便会发生代谢性酸中毒。

【参考值】

尿酮体定性试验呈阴性。

【临床意义】

尿酮体定性试验呈阳性常见于：①糖尿病酮症酸中毒；②剧烈运动、饥饿、严重腹泻、呕吐、应激状态等情况；③服用双胍类降糖药，如苯乙双胍等。

四、24小时尿蛋白测定

24小时尿蛋白测定亦称为24小时尿蛋白排泄率，是指通过收集24小时的全部尿液，测定其中的蛋白质含量，进而计算出

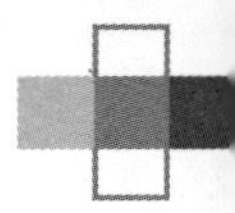

24小时内的蛋白总量。

【参考值】

定性为阴性，定量<80mg/24h。

【临床意义】

24小时尿蛋白排出量超过150mg称为蛋白尿，尿常规检查即可测出。导致蛋白尿的原因很多，包括功能性蛋白尿、体位性蛋白尿或病理性蛋白尿，常见于剧烈运动后、发热的极期、进食高蛋白饮食、各种肾脏病和肾血管病。

五、尿白蛋白与肌酐比值

尿白蛋白与肌酐比值（ACR）检测，是评估尿白蛋白排泄的一种新的可靠方法，是筛查糖尿病肾病敏感性和特异性均较好的指标（敏感度和特异度均大于85%）。标本采集方便，可采集任意时间点尿标本，但以清晨空腹状态下首次尿标本为最佳，可排除体位性白蛋白尿这一混杂因素的影响。因其能够可靠地反映24小时尿蛋白量，具有快速、简便、精确等特点，是临床上理想的定性、定量诊断蛋白尿和随访的指标。

【参考值】

尿白蛋白与肌酐比值的参考值见表2-2-1。

表2-2-1　尿白蛋白与肌酐比值的参考值

分级	比值
正常	<30
早期糖尿病肾病	30～300
临床糖尿病肾病	>300

尿白蛋白排泄受多种生理或病理因素的影响，如24小时内的剧烈运动、长时间站立、感染（尤其是泌尿系统感染）、发热、慢性心力衰竭、血糖过高、血压过高、血脂过高等。因此，须在排除上述临床情况下再筛查尿白蛋白与肌酐比值。

六、尿酸

正常人体尿液中的产物主要为尿素，含少量尿酸。尿酸是嘌呤代谢的终产物，为三氧基嘌呤，其醇式呈弱酸性。各种嘌呤氧化后生成的尿酸随尿排出。

【参考值】

尿酸<3.57mmol。

【临床意义】

正常情况下，体内的尿酸约有1200mg，每天新生成约600mg，同时排泄掉600mg，处于平衡的状态。限制嘌呤饮食5天后每日尿酸排出量超过3.57mmol（600mg）可认为尿酸生成增多，体内产生过多来不及排泄或尿酸排泄机制退化则体内尿酸

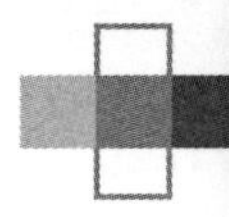

潴留过多。当血液尿酸浓度大于7mg/dl，则导致人体体液变酸，影响人体细胞的正常功能，长期置之不理将会引发痛风。

第三节　其他辅助检查

辅助检查是医务人员进行医疗活动、获得有关资料的方法之一，即通过医学设备进行身体检查，是相对于主要的检查方法（问诊、查体）的辅助检查。

一、糖代谢紊乱的相关辅助检查

（一）血管病变早期检查的方法

1.脉压（pulse pressure, PP）

收缩压和舒张压的差可粗略反映大动脉的僵硬度。脉压正常为30～40mmHg，是临床上最为简单的评价动脉僵硬度的指标。

2.踝臂指数（ankle brachial index, ABI）

踝臂指数主要是用于评估动脉硬化引起下肢动脉阻塞和管腔狭窄程度的参数，是评价外周血管疾病的重要指标。

3.颈动脉内膜中层厚度（intima-media thickness, IMT）

颈动脉IMT是指颈动脉超声检查中动脉血管壁的“双线样”回声，分别代表管腔和内膜间的界面及中膜和外膜间的界面，两条回声线间的距离为动脉管壁的内中膜厚度，为目前描

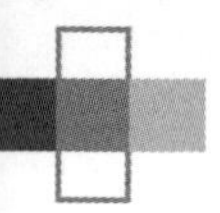

述最多和最常用的指标。

（二）糖尿病合并冠心病的检查项目

1.心电图检查

糖尿病心脏病的心电图变化无特异性，可能有心室肥大与心肌缺血的心电图表现；伴有冠心病的糖尿病患者，可能呈心肌缺血或心肌梗死的心电图图形。

2.动态心电图检查

由于糖尿病患者自主神经功能紊乱，无症状心肌缺血发生率很高，24小时动态心电图对无症状心肌缺血的诊断有一定帮助。动态心电图是通过动态心电图仪在患者日常生活状态下连续24小时或更长时间记录其心电活动的全过程，并借助计算机进行分析处理，以发现在常规心电图检查时不易发现的心律失常和心肌缺血等，为临床诊断、治疗及判断疗效提供重要的客观依据。

3.超声心动图检查

糖尿病患者即使无冠心病并发症，由于糖尿病心肌病变和间质纤维化，也可能出现早期心室功能异常，尤其是舒张功能异常，因此，该检查可以早期发现心脏异常。并发冠心病时其表现为室间隔或左心室后壁增厚，左心房扩大，左心室舒张功能减低。

（三）糖尿病合并脑血管病变的检查项目

1.头颅CT检查

在脑梗死早期（1～2天）缺血区脑组织可能无密度变化，

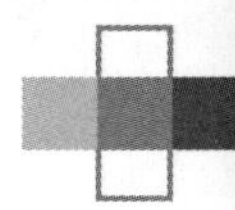

CT扫描结果可为阴性，需要继续复查。同样，若在发病数小时内通过CT检查可见到低密度影，说明梗死面积较大、脑水肿明显，预后差。目前，应用于临床的螺旋CT更容易发现小病灶。

2.头颅MRI检查

MRI对脑梗死后脑水肿的改变较CT敏感，在发病后1～2小时即可显示病变。同时，其分辨率高于CT,能显示直径2mm以下的微小病灶。因骨性结构的影响，CT难以显示颅后窝的病变，而MRI能清楚地显示脑干结构，弥补CT的不足。对于脑动脉瘤和血管畸形，MRI检查更明显。所以，已做CT检查的患者有时仍需要进行MRI检查，以进一步明确诊断。

（四）眼底检查

1. 糖尿病眼底检查的常见表现

（1）微血管瘤：是眼底镜下可见的最早且肯定的糖尿病视网膜病变。微血管瘤在眼底镜下表现为红色圆形小点，边界清楚，散布于眼底各处，眼底荧光素造影检查时血管瘤因充满荧光染料而显出一个个的亮点。

（2）出血斑：是位于深层，边界不清的小点状出血。眼底荧光血管造影，血斑因遮蔽了该处的脉络膜荧光背景而出现暗区。视网膜上的出血一般不影响视力，但如出血部位恰好位于黄斑区尤其是中心凹处，可使视力严重下降。

（3）硬性渗出物：是血管内的血浆物质渗漏到组织中，随

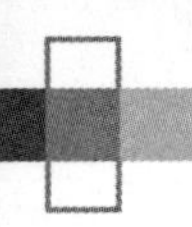

着水分逐渐吸收，留下一些不规则黄白色颗粒状的脂蛋白和黏多糖。

（4）软性渗出物：并非是真正的渗出，而是视网膜神经纤维层的毛细血管阻塞引起局部神经纤维的缺血性坏死，检眼镜下表现为边界不清的棉絮状白斑，故又有棉毛斑之称。

（5）新生血管：为代偿视网膜内血管阻塞而产生短路血管或视网膜内的新生血管。

（6）玻璃体积血与牵拉性视网膜脱离：新生血管由于其退行性病变和纤维组织牵拉易破裂出血，血液进入玻璃体中，使原来透明的玻璃体变为混浊而影响视力。因新生血管的存在，反复出血到视网膜前或玻璃体内，未能吸收的血可形成厚的机化膜，机化膜收缩可导致牵拉性视网膜脱离。

（7）视网膜水肿：视网膜毛细血管壁失去其正常的屏障功能，血浆渗漏到附近组织，引起组织水肿、增厚或出现硬性渗出物。黄斑中心凹周围500μm范围内的视网膜组织发生水肿或有硬性渗出物时，视力明显下降，称为黄斑水肿。

2.眼底检查的频率

定期检查眼底是早期发现糖尿病性视网膜病变的有效方法。

（1）首次检查时间：1型糖尿病患者如青春期前发病可在青春期开始检查眼底，青春期后发病的患者主张发病同时检查

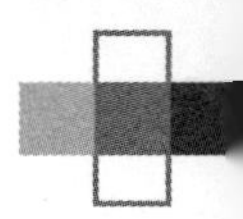

眼底。2型糖尿病一旦诊断就应立即检查眼底，即使没有任何不适感觉也应检查。

（2）检查间隔时间：1型糖尿病病程在5年以内很少发生眼底病变，可以每2～3年检查一次眼底。病变在5年以上者，应每年检查一次；2型糖尿病应每年检查眼底一次，不论1型或2型糖尿病，如果已经发生糖尿病视网膜病变，需要定期检查眼底，间隔视病情轻重而定。

（五）神经系统检查

糖尿病患者神经系统检查的主要目的是了解患者是否存在保护性感觉，常用的有5种简易筛查方法。

1.痛觉

常用40g压力针头或大头针轻刺足部皮肤，以评判患者对疼痛的感觉。

2.温度觉

采用Tip-Therm法，凉温感觉检查器两端分别置于患者足背皮肤，询问患者感觉，以测定足部对温度变化的敏感性。

3.压力觉

常采用10g单尼龙丝进行检测。以双足踇趾及第Ⅰ、第Ⅴ跖骨头的掌面为检查部位（避开胼胝及溃疡的部位），将尼龙丝垂直接触检查部位，持续压弯1～2秒，患者在闭眼的情况下回答是否感觉到尼龙丝的刺激。每个部位各测试3次，其中1次为

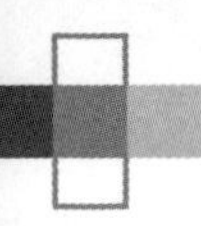

“假刺激”，3次中2次或2次以上回答错误判定为压力觉缺失。

4.振动觉

采用128Hz音叉进行检测。将振动的128Hz音叉末端置于双足踇趾背面的骨隆突处，各测试3次，患者在闭眼的情况下回答能否感觉到音叉的振动。3次中2次以上回答错误判为振动觉缺失，3次中2次以上回答正确则判为振动觉存在。

5.踝反射

患者足放置平面上，足背屈30°～45°，轻敲患者跟腱以造成踝反射，根据踝反射情况分为亢进、正常、减弱及缺失。其反映下肢深感觉的功能情况。

（六）感觉电流阈值测定

感觉电流阈值是一种无痛、无创伤、定量的感觉阈值测定方法，可从感觉过敏到减退的整个感觉异常的病理过程中进行定量测试，无痛且敏感性高，被国际公认为在学术上作为评价糖尿病神经病变的一种标准，可用于尽早发现糖尿病周围神经病变。

（七）动脉硬化检测

动脉硬化是指动脉管壁增厚变硬，弹性下降，管腔缩窄。有很多因素会加快动脉硬化的发生和发展，包括血压血脂升高、吸烟、糖尿病、肥胖、工作紧张、慢性肾病、体育锻炼缺乏等。上述危险因素长期共同作用，导致动脉内皮损伤，使得

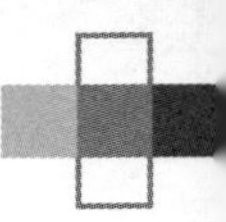

脂质易于在动脉内膜下累积，发生慢性炎症反应，出现动脉的狭窄和硬化。动脉硬化检测是目前作为评估动脉硬化的一项指标，臂踝脉搏波传导速度（baPWV）与踝臂指数（ABI）的作用已引起广泛关注。脉搏波传导速度（ pulse wave velocity，PWV）是反映大动脉硬化的经典指标。无创动脉功能检测不仅可以早期诊断下肢动脉血管疾病，为早期治疗及疗效评估提供依据，同时也可预测机体内部整体大动脉功能状况，全面评估机体“动脉枢纽”系统功能。

（八）动态血糖监测

实时动态血糖监测是内分泌科的诊疗技术之一，动态血糖监测系统能持续、动态地检测血糖变化。该系统在日常生活状态下检查记录血糖数据，每3分钟自动记录血糖数据一次，一般检测72小时内的动态血糖变化。置于皮下的葡萄糖感应器中含有的葡萄糖氧化酶与皮下组织间液的葡萄糖发生化学反应，所产生的电信号由葡萄糖感应器发射到分析软件，再转换成血糖值。该技术具有实时血糖监测和历史回顾的双重特点，可预设高低血糖报警，并可显示血糖快速变化的趋势。一般适用于1型糖尿病患者及血糖控制不佳的2型糖尿病患者，特别适用于反复低血糖或无法解释的严重低血糖、隐形低血糖及夜间低血糖患者，还有就是有隐匿性高血糖的患者、血糖波动大的患者、2型糖尿病初发患者、糖尿病合并妊娠、妊娠糖尿病患者及需要评价

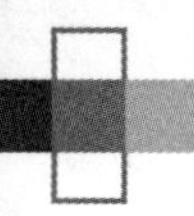

或改变糖尿病治疗方案、进行精细化调整血糖的患者。

二、脂代谢紊乱的相关辅助检查

1.体重指数（ body mass index, BMI ）

BMI（kg/m^2）=体重（kg）/［身高（m）］^{2}。BMI是诊断肥胖症最重要的指标，BMI值≥24kg/m^2为超重，BMI值≥27kg/m^2为肥胖（表2-3-1）。

表2-3-1 体重指数的参考值

BMI分类标准	WTO标准	亚洲标准	中国标准	单位
体重过低	＜18.5	＜18.5	＜18.5	kg/m^2
正常范围	18.5～24.09	18.5～22.9	18.5～23.9	kg/m^2
超重	≥25	≥23	≥24	kg/m^2
肥胖	≥30	≥25	≥27	kg/m^2

2.理想体重（ ideal body weight, IBW ）

可测量身体肥胖程度，但主要用于计算饮食中热量和各种营养素供应量。IBW（kg）=身高（cm）-105或IBW（kg）=［身高（cm）-100］×0.9（男性）或0.85（女性）。

3.腰围（waist circum-ference, WC）或腰/臀比（ waist/ hip ratio, WHR ）

反映脂肪分布情况。受试者站立位，双足分开25～30cm使体重均匀分配，腰围测量髂前上棘和第12肋下缘连线的中点水

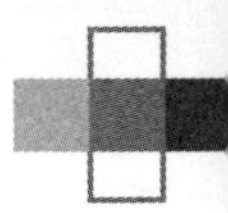

平，臀围测量环绕臀部的骨盆最突出点的周径。测定腰围更为简单可靠，是诊断腹部脂肪积聚最重要的临床指标。男性腰围≥85cm和女性腰围≥80cm为腹型肥胖。

4.内脏脂肪检查

肥胖有内脏脂肪型肥胖和皮下脂肪型肥胖。所谓内脏脂肪型肥胖，是指腹部内脏周围积累脂肪的肥胖。与此相对的，皮下脂肪型肥胖是指在皮下组织下积累脂肪型的肥胖。随着内脏脂肪的积累，很容易引起以脂质、血糖、血压等指标改变的生活习惯病，并因此而容易引起动脉硬化恶化、心肌梗死、脑血管病等危及生命的疾病。医学上通常用内脏脂肪面积（visceral fat area,VFA）或内脏脂肪指数（visceral fat index,VFI）来判定内脏脂肪的含量，两者是评价是否属于隐性肥胖的重要指标。内脏脂肪指数，也称为内脏脂肪等级，是将腹部 CT 扫描图像的内脏周围脂肪面积的大小分为30个等级，使用推算方法计算得出的结果。其推算方法为：内脏脂肪指数=内脏脂肪面积（cm^2）/$10cm^2$。

三、嘌呤代谢性疾病的相关辅助检查

1.关节液或痛风石内容物检查

偏振光显微镜下可见双折光的针形尿酸盐结晶。

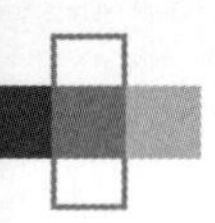

2.X线检查

痛风急性关节炎期可见非特征性软组织肿胀；慢性期或反复后可见软骨破坏、关节面不规则，特征性改变为穿凿样、虫蚀样圆形的骨质透亮缺损。

3.X线体层显像

CT扫描受累部位可见不均匀的斑点状高密度痛风石影像。

四、钙磷代谢性疾病的相关辅助检查

1.骨密度测定

骨密度全称为骨骼矿物质密度，是骨骼强度的一个重要指标，可反映骨质疏松程度，也是预测骨折危险性的重要依据。

2.X线检查

X线检查可确定骨折的部位、类型、移位方向和程度。

3.CT三维成像

CT三维成像能清晰显示关节内或关节周围骨折。

4.MRI检查

MRI检查对鉴别新鲜和陈旧性椎体骨折有较大意义。

第三章

常见内分泌代谢性疾病的护理与实践

第一节　糖代谢疾病的护理常规

糖尿病（diabetes mellitus,DM）是由遗传和环境因素相互作用引起的一组以慢性高血糖为特征的代谢异常综合征。因胰岛素分泌或作用缺陷，或者两者同时存在而引起的糖类、蛋白质、脂肪、水及电解质等紊乱，是一种常见的内分泌代谢性疾病。糖尿病分为1型糖尿病、2型糖尿病、妊娠糖尿病和其他特殊类型糖尿病四类。

一、Ⅰ型糖尿病

（一）概念

1型糖尿病由于胰岛β细胞破坏导致胰岛素绝对缺乏引起的糖尿病，又称为胰岛素依赖型糖尿病或青少年发病型糖尿病，易出现糖尿病酮症酸中毒。其与遗传因素、环境因素、自身免疫等有关。

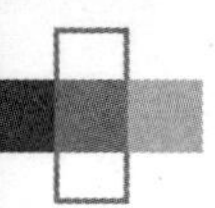

（二）护理评估

1.病史

家族遗传史、用药史及诱发因素等，发病急缓及伴随症状。

2.身体评估

观察患者的精神、神志、面色、步态、生命体征、营养状态、皮肤和黏膜等有无异常。

3.辅助检查

血糖、尿糖和尿酮体检查；口服葡萄糖耐量试验、糖化血红蛋白检查等。

（三）主要护理问题

1.营养失调：低于或高于机体需要量

与胰岛素分泌不足或作用缺陷有关。

2.有感染的危险

与高血糖有利于细菌生长繁殖，神经、血管易发生组织损伤有关。

3.潜在并发症

糖尿病酮症酸中毒、低血糖等。

4.疲乏

与机体代谢紊乱有关。

5.焦虑

与担心疾病预后有关。

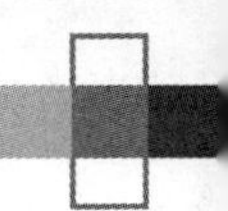

6.知识缺乏

缺乏糖尿病饮食、运动等相关知识。

（四）护理措施

1.饮食指导

合理控制总热量，平衡膳食，少食多餐；鼓励患者正常的糖尿病饮食。加强对患者家属疾病知识的宣教，协助其对饮食的调整，嘱患者保持良好的生活规律、戒烟限酒。

2.运动锻炼

可结合患者的爱好，进行有氧运动，如散步、做体操、打太极拳等，其中步行容易坚持，活动安全，可作为首选的锻炼形式。运动量宜适当，以不感到疲劳为度。运动应循序渐进，逐步增加运动量和运动时间，持之以恒。

3.胰岛素治疗的护理

教会患者胰岛素注射的方法、注射部位的选择与轮换、正确保存胰岛素的方法；注射胰岛素时严格无菌操作，防止感染。

4.低血糖相关知识指导

告知患者低血糖的症状及应对措施，以便发生低血糖时能够及时处理。

5.病情监测

严密观察患者的神志及生命体征，监测血糖、尿糖、尿酮体；保证充足的水分摄入，鼓励患者主动饮水。在原有糖尿病基础上出现显著疲乏、无力、极度口渴、食欲减退、恶心、呕吐、烦躁、嗜睡、呼吸深快及意识改变等症状时提示酮症酸中毒。

6.心理护理

向患者介绍相关疾病知识，使患者充分了解疾病，增强战胜疾病的信心。

（五）健康指导

1.疾病预防指导

指导患者改变不健康的生活方式，合理膳食，选择适当的运动方式，确定运动强度，确保运动安全等。

2.疾病知识指导

采用多种方式对患者和家属宣教，指导患者和家属了解病情，提高患者对治疗的依从性。

3.病情监测指导

指导患者自我监测和自我管理，以减少或延迟糖尿病并发症的发生和发展，提高生活质量。

4.用药与自我护理指导

让患者掌握注射胰岛素的方法；低血糖反应的观察与处理，以保证药物的最佳疗效。

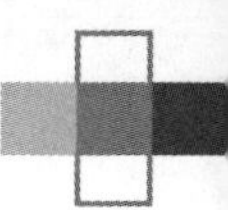

（六）护理评价

1.患者饮食行为改变。

2.患者血糖、糖化血红蛋白控制满意。

3.无组织器官感染、无并发症的发生。

4.患者对治疗有信心，并主动配合治疗。

二、2型糖尿病

（一）概念

患者特征为高血糖，从以胰岛素抵抗为主伴胰岛素进行性分泌不足，到以胰岛素进行性分泌不足为主伴胰岛素抵抗。2型糖尿病是最常见的糖尿病类型，由于多发于成年人，又称为成人发病型糖尿病。目前对2型糖尿病的病因认识仍不清楚，认为是复杂的遗传因素和环境因素共同作用的结果。

（二）护理评估

1.病史

家族遗传史、病毒感染及诱发因素等，发病急缓及伴随症状。

2.身体评估

观察患者的精神、神志、面色、步态、生命体征、营养状态、皮肤和黏膜等有无异常。

3.辅助检查

血糖、尿糖、尿酮体检查；口服葡萄糖耐量试验、糖化血

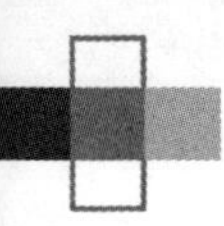

红蛋白检查等。

（三）主要护理问题

1.营养失调：低于或高于机体需要量

与胰岛素分泌不足或作用缺陷有关。

2.有感染的危险

与机体抵抗力降低有关。

3.潜在并发症

高渗性非酮症昏迷、糖尿病足、低血糖等。

4.疲乏

与机体代谢紊乱有关。

5.活动无耐力

与糖尿病并发症有关。

6.知识缺乏

缺乏糖尿病的相关知识。

（四）护理措施

1.饮食护理

合理控制总热量，平衡膳食，少食多餐，定时定量进餐；多饮水，戒烟限酒。

2.运动锻炼

可结合患者的爱好，进行有氧运动，如散步、做体操、打太极拳等。虚弱的患者可指导其进行床上肢体活动，促进肢体

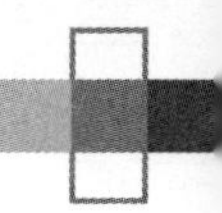

血液循环，逐步增加活动量。

3.用降糖药或胰岛素治疗的护理

应向其说明服用药物的时间是餐前、餐中还是餐后，密切观察患者用药后效果及不良反应。需要长期注射胰岛素的患者，要教会其正确保管、安装和注射胰岛素，并严格无菌操作，防止感染。

4.预防感染

（1）预防上呼吸道感染：注意保暖，避免与肺炎、上呼吸道感染、肺结核等呼吸道感染者接触。

（2）预防泌尿系统感染：勤用温水清洗外阴并擦干，防止和减少瘙痒与湿疹的发生。

（3）监测患者体温、脉搏等。

5.皮肤护理

糖尿病患者因皮肤抵抗力低，易受感染，应加强患者皮肤的保护，勤洗澡、勤换衣，洗漱时水温不可过高。

6.并发症的预防

告知患者低血糖的症状及应对措施，外出运动时随身携带含糖食物；指导患者不要赤脚走路，外出时不可穿拖鞋，应选择轻巧柔软、透气性好的鞋子；每日检查足部，足浴时避免水温过高，冬天不要使用热水袋、电热毯、烤灯保暖，防止烫伤；同时应注意预防冻伤，夏天注意避免蚊虫叮咬；修剪指

（趾）甲时避免过短。

（五）健康指导

1.疾病预防指导

指导患者改变不健康的生活方式，合理膳食，积极参加适当的运动锻炼。

2.疾病知识指导

采用多种方式对患者和家属宣教，让患者和家属了解糖尿病的病因、临床表现、诊断与治疗方法，提高患者对治疗的依从性。指导患者外出时携带识别卡，以便发生紧急情况时及时处理。

3.病情监测指导

指导患者每3～6个月复查糖化血红蛋白，血脂异常者每1～2个月检查1次；学习和掌握监测血糖、血压、体重指数的方法；了解糖尿病的控制指标，每年全面体检1～2次。

4.用药与自我护理指导

指导患者口服降糖药的方法并告知用药后不良反应；注射胰岛素的方法；低血糖反应的观察与处理，以保证药物的最佳疗效。

（六）护理评价

1.患者血糖、糖化血红蛋白控制满意。

2.未发生感染或发生时能及时发现和处理。

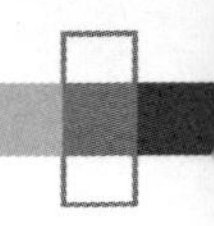

3.能采取有效措施预防糖尿病足和低血糖的发生，无低血糖和糖尿病足的发生。

4.患者对治疗有信心，并主动配合治疗。

三、妊娠糖尿病

（一）概念

妊娠糖尿病（gestational diabetes mellitus,GDM）是指妊娠过程中初次发现的任何程度的糖耐量异常。不管是否需要胰岛素或单用饮食治疗，还是分娩后这一情况是否继续，在怀孕期间发生或第一次发现有葡萄糖耐量减低，均可认为是妊娠糖尿病。

（二）护理评估

1.病史

了解有无糖尿病家族史，询问过去生育史中有无习惯性流产、胎死宫内、胎儿畸形、巨大儿、胎儿生长受限、新生儿死亡等情况。

2.身体评估

绝大多数表现为“三多一少”症状，即多饮、多食、多尿、体重下降，经常感到全身乏力、外阴瘙痒等。评估糖尿病孕妇有无并发症，如低血糖、高血糖、妊娠期高血压疾病、酮症酸中毒、羊水过多、感染等。

3.心理–社会状况评估

由于缺乏对疾病知识的了解，担心妊娠合并糖尿病对母儿影响较大，孕妇及家属多有焦虑、自责等情绪反应。

（三）护理诊断

1.营养失调：低于机体需要量

与血糖代谢异常有关。

2.有感染的危险

与高血糖、机体防御功能减弱有关。

3.知识缺乏

缺乏疾病相关知识。

4.焦虑

与担心胎儿健康、妊娠并发症有关。

5.潜在并发症

低血糖、胎儿宫内窘迫、高胰岛素血症。

（四）护理措施

1.饮食护理

根据患者病情、体重制定治疗食谱；平衡膳食、均衡营养；饮食过程中注意荤素搭配、粗细结合、饥饱适度、不挑食不偏食，少食多餐。

2.运动疗法

对于妊娠期妇女，注意适当掌握运动的强度、时间。运动

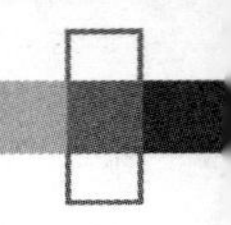

过程中注意安全，避免在空腹或胰岛素剂量过大的情况下运动，运动方式有散步、孕妇操等。

3.预防感染

加强卫生宣教，增强抵抗力，做好个人卫生和环境卫生，勤换洗，注意口腔卫生。一旦出现感染及时就医，并积极治疗。

4.药物治疗

指导患者正确使用胰岛素，尤其注意剂量准确，避免出现低血糖及酮症酸中毒。

5.心理指导

向患者及家属介绍有关疾病知识，使之了解不良情绪对疾病的影响，保持稳定情绪，以积极乐观的心态面对疾病，树立战胜疾病、顺利分娩的信心。

6.自我监测

指导患者做好自我血糖监测，并注意测量体重、血压。妊娠30周后，教会患者自行计数胎动，一旦胎动次数减少，少于每小时3次或少于12小时30次，应考虑胎儿窘迫，及时就医。

（五）健康指导

1.疾病知识指导

向孕妇及家属介绍妊娠合并糖尿病的有关知识，鼓励孕妇及家属以积极的心态面对疾病。嘱孕妇加强产前检查，遵医嘱

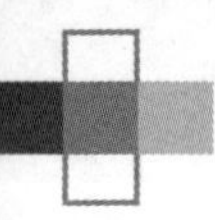

控制饮食、适度运动、正确用药。

2.病情监测指导

加强血糖自我监测，同时监测体重及血压，发现异常，及时就诊。

3.用药与自我护理指导

让患者掌握注射胰岛素的方法；低血糖反应的观察与处理，以保证药物的最佳疗效。

（六）效果评价

1.患者妊娠、分娩过程顺利，母婴健康。

2.孕妇血糖、糖化血红蛋白控制满意，保持自我照顾能力。

3.无组织器官感染、无并发症的发生。

四、糖尿病酮症酸中毒

（一）概念

糖尿病酮症酸中毒（diabetic ketoacidosis,DKA）是由于体内胰岛素水平绝对或相对不足或升糖激素显著增高引起糖、脂肪和蛋白质代谢严重紊乱，导致血糖及血酮体明显增高及水、电解质平衡失调，以代谢酸中毒为主要表现的临床综合征。严重者常致昏迷及死亡，是糖尿病较为常见的急性并发症，应予紧急抢救。

糖尿病酮症酸中毒常见诱因有急性感染、外源性胰岛素减

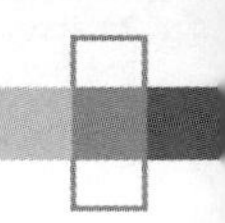

量或停用、饮食不当（过量或不足）、酗酒、胃肠疾病（呕吐、腹泻等）、创伤、手术、妊娠、分娩、精神刺激等。

糖尿病酮症酸中毒患者临床表现为：多数烦渴、多饮、多尿、乏力等，症状逐渐加重，可出现食欲减退、恶心、呕吐；常伴头痛、烦躁、嗜睡等。如病情继续恶化，呼吸中可闻及酮味（烂苹果气味），呼吸深快，甚至出现脱水、尿量减少、四肢厥冷，到晚期少尿或无尿，终至昏迷。根据病情程度其分为轻度、中度和重度。

1.轻度

仅有酮症，无酸中毒。

2.中度

除酮症外，尚有不同程度的酸中毒。

3.重度

常伴意识障碍或酸中毒。

（二）护理评估

1.病史

家族遗传史，病毒感染及诱发因素等。

2.身体评估

观察患者的精神、神志、面色、步态、生命体征、营养状态、皮肤和黏膜等有无异常。

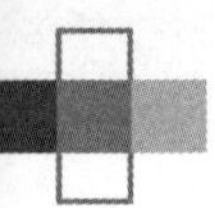

3.辅助检查

尿糖、尿酮体、血糖、电解质、动脉血气、心电图检查等。

（三）主要护理问题

1.体液不足

与呕吐、脱水等有关。

2.低效型呼吸型态

与酮症酸中毒有关。

3.电解质紊乱

与脂肪、蛋白质代谢紊乱有关。

4.营养失调：低于机体需要量

与胰岛素分泌或作用缺陷有关。

5.有感染的危险

与机体抵抗力降低有关。

6.潜在并发症

低血糖、低钾血症、脑水肿、低血容量性休克等。

7.知识缺乏

缺乏糖尿病相关知识。

（四）护理措施

1.给予心电监护，严密监测生命体征，观察意识、瞳孔、心电图的变化；给予氧气吸入，监测血氧饱和度，保持患者呼吸道通畅。

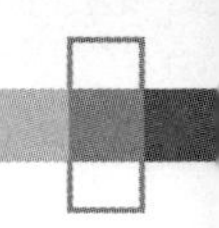

2.准确记录24小时出入量，必要时留置尿管，做好管道护理，观察皮肤弹性和尿量。

3.开放静脉双通道，合理安排补液速度和量，密切观察患者用药后效果及不良反应，监测血糖、尿糖、尿酮体，指导正确进行胰岛素治疗。

4.不能进食的患者给予留置胃管，遵医嘱给予鼻饲，做好胃管护理；合理控制总热量，平衡膳食，少食多餐，定时定量进餐，多饮水，戒烟限酒。

5.进行有氧运动，如散步、打太极拳等。虚弱患者可指导其进行床上肢体活动，促进血液循环。

6.观察低血糖的症状及表现，定时监测血糖。注射胰岛素后观察患者进食情况，发现血糖异常及时处理。

7.糖尿病患者因皮肤抵抗力低，易受感染，应加强患者皮肤的保护，避免烫伤等发生。

（五）健康指导

1.疾病预防指导

指导患者改变不健康的生活方式，合理膳食，积极参加适当的运动锻炼。

2.疾病知识指导

向患者和家属讲解糖尿病及酮症酸中毒相关知识，提高患者对治疗的依从性。

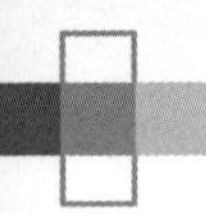

3.病情监测指导

患者的自我监测和自我管理，可减少或延迟糖尿病并发症的发生和发展，提高患者的生活质量。指导患者血糖监测、记录及分析、了解控制目标；告知患者定期门诊复查的重要性。

4.用药与自我护理指导

让患者掌握口服降糖药的方法、不良反应及注射胰岛素的方法；低血糖反应的观察及处理，以保证药物的最佳疗效等。

（六）护理评价

1.血糖、尿糖、尿酮体指标控制满意。

2.无组织器官感染发生，无低血糖发生。

3.患者对治疗有信心，并主动配合治疗。

五、糖尿病肾病

（一）概念

糖尿病肾病（diabetic kidney disease,DKD）是指慢性高血糖所致的肾脏损害，病变可累及全肾（包括肾小球、肾小管、肾间质、肾血管等），临床上以持续性白蛋白尿和（或）肾小球滤过率进行性下降为主要特征，是糖尿病常见的并发症。糖尿病肾病病理改变有三种类型：结节性肾小球硬化型、弥漫性肾小球硬化型（最常见，对肾功能影响最大）及渗出性

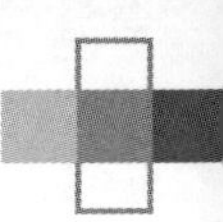

病变。其发生发展分为5期：

Ⅰ期：肾小球高滤过，肾脏体积增大。

Ⅱ期：间断微量蛋白尿，肾小球基膜轻度增厚。

Ⅲ期：早期糖尿病肾病期，以持续性微量蛋白尿为标志，肾小球基膜增厚明显，小动脉壁出现玻璃样变。

Ⅳ期：临床糖尿病肾病期，显性白蛋白尿，部分肾小球硬化，可伴有水肿和高血压，肾功能逐渐减退，部分可表现为肾病综合征。

Ⅴ期：肾衰竭期，出现明显的尿毒症症状。

治疗：严格控制血糖，积极治疗高血压，早期筛查微量蛋白尿及评估肾小球滤过率（GFR）。尽早应用血管紧张素转化酶抑制药（ACEI）或血管紧张素Ⅱ受体阻断药（ARB）；减少蛋白质摄入量；同时，应尽早给予促红细胞生成素（EPO）纠正贫血。需要透析治疗者，应尽早治疗，以保存残余肾功能。糖尿病肾病患者进行肾移植，泌尿系统及心血管系统的合并症均较非糖尿病患者高，但仍不失为一种有效的治疗措施。

（二）护理评估

1.病史

家族遗传史，既往史，用药史及诱发因素等。

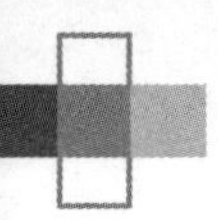

2.身体评估

观察患者的尿量、颜色、性状；观察患者有无水肿及水肿的程度。

3.辅助检查

血糖检查，血压、肾功能检查；有无蛋白尿、血尿、管型尿；血尿素氮、肌酐等。

4.心理评估

家庭支持情况，患者心理配合程度。

（三）主要护理问题

1.体液过多

与糖尿病肾病水钠潴留有关。

2.营养失调：低于机体需要量

与大量蛋白丢失、限制饮食有关。

3.焦虑

与对病情不了解，担心预后有关。

4.知识缺乏

缺乏疾病相关知识。

5.潜在并发症

低血糖、糖尿病周围神经病变、糖尿病足等。

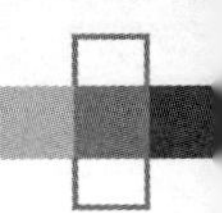

（四）护理措施

1.病情观察

监测体重，记录24小时出入量，观察尿量、颜色、性状变化，如有异常，及时报告医生；限制水的摄入，水的摄入量应控制在前一日的尿量加500ml为宜；观察患者血压、水肿、尿检结果及肾功能变化，如有少尿、水肿、高血压等症状，应及时报告医生给予相应处理。

2.饮食护理

以“限量保质”为原则，以高生物效价的动物蛋白为主，早期应限制蛋白质的摄入，给予充足热量。控制糖类和蛋白质的摄入，合并有肝病、妊娠或生长发育期，不宜过度限制蛋白质。对有明显水肿、高血压、少尿的患者，应严格限制水、钠的摄入，同时注意补充维生素和微量元素，保持大便通畅。

3.运动锻炼

进行适量的运动，如散步、打太极拳等。注意运动的时间及强度，保证充足的休息。

4.心理护理

耐心向患者讲解糖尿病肾病相关知识，安慰患者，鼓励其讲出心中的感受，必要时家属陪伴以消除紧张情绪。

5.并发症的预防

注意个人卫生，皮肤瘙痒时勿搔抓；告知患者低血糖的症

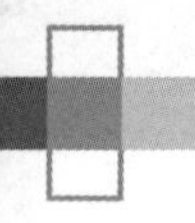

状及应对措施，外出运动时随身携带含糖食物；每日检查足部，足浴时避免水温过高，防止烫伤；修剪指（趾）甲时避免过短。

（五）健康指导

1.疾病预防指导

指导患者改变不健康的生活方式，合理膳食，积极进行适当的运动锻炼；生活规律，戒烟限酒，注意个人卫生。

2.疾病知识指导

患者和家属了解疾病相关知识，提高患者对治疗的依从性。

3.病情监测指导

定期进行微量白蛋白、血糖、血压、血脂、糖化血红蛋白等的监测。

4.用药与自我护理指导

让患者掌握口服降糖药的方法及不良反应、注射胰岛素的方法；低血糖反应的观察及处理，以保证药物的最佳疗效。

（六）护理评价

1.血糖、血压、尿常规指标控制满意。

2.无组织器官感染发生，无低血糖发生。

3.患者对治疗有信心，并主动配合治疗。

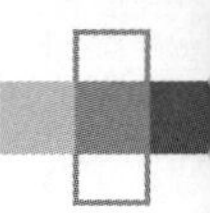

第二节　脂代谢疾病的护理常规

脂类是指存在于生物体中或食品中不溶于水，能溶于有机溶剂的一类化合物的总称。脂类主要包括脂肪和一些类脂。脂类代谢受遗传、神经体液、激素、酶及肝脏等组织器官的调节。当这些因素有异常时，可造成脂代谢紊乱和有关器官的病理生理变化。脂类代谢紊乱造成的疾病有很多，常见的有肥胖症、高脂血症、脂肪肝、动脉粥样硬化等。

一、肥胖症

（一）概念

肥胖症（obesity）是指体内脂肪堆积过多和（或）分布异常、体重增加，是遗传因素、环境因素等多种因素相互作用所引起的慢性代谢性疾病，分为原发性肥胖症和继发性肥胖症两类。原发性肥胖症，又称为单纯性肥胖，无明显内分泌代谢疾病病因可寻。继发性肥胖症，是由内分泌代谢疾病如垂体前叶功能减退、垂体瘤、甲状腺功能减退、皮质醇增多等导致的肥胖。总的来说，脂肪的积聚是由于摄入的能量超过消耗的能量。

（二）护理评估

1.病史

肥胖家族史、个人饮食、生活习惯、体力活动量、肥胖病

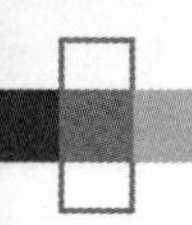

程等。

2.身体评估

身高、体重、腰围（WC）和腰臀比（WHR）。

3.辅助检查

内脏脂肪检查、CT、MRI、身体密度测量等。

4.心理-社会状况评估

肥胖者参与社交的能力降低，常有压抑感；因代谢紊乱和多脏器功能障碍，产生气急、水肿、关节痛、肌肉酸痛等躯体症状，心血管病、糖尿病等相关疾病增加，患者常有自卑、焦虑、抑郁等心理问题。

（三）主要护理问题

1.营养失调：高于机体需要量

与遗传、体内激素调节紊乱、饮食习惯不良、活动量减少等有关。

2.有感染的危险

与机体抵抗力下降有关。

3.自我形象紊乱

与肥胖对身体外形的影响有关。

4.焦虑

与肥胖引起的外形改变有关。

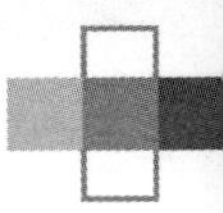

5.活动无耐力

与肥胖致体力下降有关。

（四）护理措施

1.饮食护理

与患者共同制订适宜的饮食计划和减轻体重的具体目标，饮食计划应为患者能接受并长期坚持的个体化方案。控制总热量，合理搭配饮食，指导患者选择食物，限制能量的摄入，补充维生素、无机盐、膳食纤维，多吃蔬菜水果、粗杂粮；建立良好的进食习惯，少食多餐，细嚼慢咽，蒸煮替代煎炸。

2.运动锻炼

指导患者参加体育锻炼，选择适合的运动方式，进行有氧运动，如游泳、慢跑、跳舞、球类活动等，循序渐进，长期坚持。如出现头晕、眩晕、胸闷、气促、呼吸困难、恶心等应停止活动。

3.用药护理

遵医嘱用药，并观察和处理药物的不良反应。

（1）奥利司他的主要不良反应为胃肠胀气、大便次数增多和脂肪便。由于粪便中含有脂肪多而呈烂便、脂肪泻、恶臭，肛门常有脂滴溢出而污染内裤，应指导患者及时更换，并注意肛周皮肤的护理。

（2）西布曲明可使患者出现头痛、口干、畏食、失眠、便

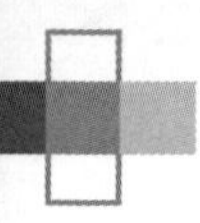

秘、心率加快、血压轻度升高等不良反应，故禁用于冠心病、充血性心力衰竭、心律失常和脑卒中的患者。

4.卫生护理

保持室内空气新鲜，床单元清洁、平整，注意个人卫生，勤洗澡、勤换衣服。

5.心理护理

（1）鼓励患者表达自己的感受，认真倾听并与患者讨论疾病的治疗及预后，增强患者战胜疾病的信心。

（2）鼓励患者进行自身修饰、加强修养、提升气质。

（五）健康指导

1.疾病预防指导

指导患者改变不健康的生活方式，合理膳食，积极进行适当的运动锻炼；注意个人卫生。

2.疾病知识指导

向患者和家属宣讲饮食、运动对减轻体重及健康的重要性，指导患者坚持运动，提高患者对治疗的依从性。

3.病情监测指导

定期进行体重监测。

4.用药指导

告知患者服药的方法及注意事项，并观察用药后效果。

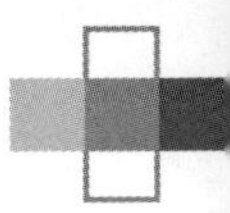

（六）护理评价

1.患者的饮食习惯改变，体重下降。

2.无组织器官感染及并发症的发生。

3.患者了解疾病相关知识，对治疗有信心，并主动配合治疗。

二、高脂血症

（一）概念

高脂血症（hyperlipidemia）是指由于脂肪代谢异常或转运异常使血浆中一种或几种脂质高于正常，可表现为高胆固醇血症、高甘油三酯血症或两者兼有（混合型高脂血症）。

（二）护理评估

1.病史

家族史、吸烟饮酒史、饮食习惯、生活方式。

2.身体评估

患者的精神、神志、面色、体重指数。

3.辅助检查

血脂、血糖、肝功能。

（三）主要护理问题

1.营养失调：高于机体需要量

与遗传、体内激素调节紊乱、饮食习惯不良等有关。

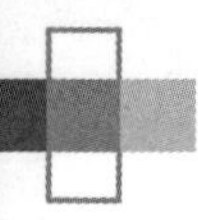

2.活动无耐力

与体型改变、活动量减少有关。

3.潜在并发症

冠状动脉粥样硬化、高血压、糖尿病、脂肪肝等。

4.知识缺乏

缺乏疾病相关知识。

（四）护理措施

1.饮食护理

（1）给予患者饮食指导，调整饮食结构，减少热量的摄入；给予低热量、低胆固醇、低脂肪、低糖、高纤维饮食。

（2）进食不要过饱，以七八分饱为宜。

（3）多食用粗粮，如小米、燕麦、豆类等食物。

（4）限制胆固醇的摄入，忌食胆固醇过高的食物，如动物内脏、蛋黄、鱿鱼等。

（5）限制钠盐的摄入，饮食以清淡为宜，少吃咸食。

（6）戒烟限酒。

2.监测生命体征

评估患者自理能力，监测生命体征变化，制订适合患者的活动计划，发现异常及时调整。

3.运动锻炼

指导患者参加运动，运动方式和运动量应适合患者的具体

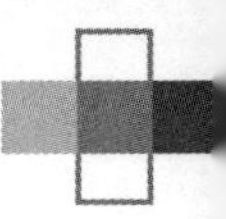

情况，循序渐进；有心血管并发症和肺功能不好的患者慎重。

4.用药护理

遵医嘱服用降脂药物，注意用药后不良反应；服药期间定期复查血脂、肝功能。

5.病情监测

监测血压，定期复查血脂、肝功能、血糖等。

6.健康教育

向患者及家属讲解疾病相关知识，提高患者治疗的依从性。

（五）健康指导

1.疾病预防指导

合理膳食，适量运动，控制体重，戒烟限酒，改善生活方式。高危人群每年检查血脂一次。

2.疾病知识指导

向患者讲解血脂异常对健康的危害，使患者了解血脂异常与血管疾病，尤其与冠心病密切相关。健康人群定期行体格检查有助于早期发现血脂异常。

3.病情监测指导

定期复查血脂、肝功能。

（六）护理评价

1.患者生活方式改变，规律饮食，适量运动。

2.无冠状动脉粥样硬化症、高血压等并发症的发生。

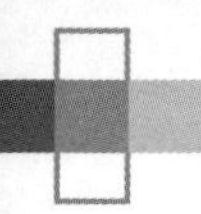

3.患者掌握高脂血症的相关知识。

第三节　嘌呤代谢疾病——痛风的护理常规

嘌呤是存在于人体内的一种物质，主要以嘌呤核苷酸形式存在，在作为能量供应、代谢调节及组成辅酶等方面起着十分重要的作用。在嘌呤的形成和分解过程中，有多种酶的参与，由于酶的先天性异常和某些尚未明确的因素，代谢发生紊乱，使尿酸合成增加或排出减少，结果均可引起高尿酸血症。

（一）概念

痛风（gout）是单钠尿酸盐沉积于骨关节、肾脏和皮下等部位，引起的急、慢性炎症和组织损伤，与嘌呤代谢紊乱和（或）尿酸排泄减少所致的高尿酸血症直接相关，属于代谢性风湿病范畴，分为原发性和继发性两大类。其临床特点为高尿酸血症、反复发作的痛风性急性关节炎、痛风石、尿酸性尿路结石和间质性肾炎，严重者致关节畸形及功能障碍。

（二）护理评估

1.病史

家族遗传史，诱发因素，饮食习惯。

2.身体评估

观察患者的精神、神志、面色、生命体征、营养状态、皮肤黏膜、肢体关节等有无异常。

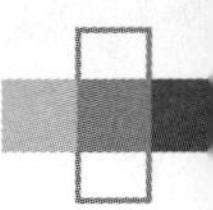

3.辅助检查

尿酸及X线、CT、MRI、关节镜检查等。

（三）主要护理问题

1.疼痛

与高尿酸血症有关。

2.自理缺陷

与关节疼痛、活动障碍有关。

3.有皮肤完整性受损的危险

与关节处痛风石形成有关。

4.有受伤的危险

与痛风石形成致活动受限有关。

5.知识缺乏

缺乏疾病及用药相关知识。

（四）护理措施

1.观察关节疼痛情况

急性期绝对卧床休息，抬高患肢，避免受累关节负重，关节疼痛缓解72小时后方可逐渐恢复活动。

2.饮食护理

（1）在急性发作时选用无嘌呤食物，如脱脂牛奶、鸡蛋、植物油等，或选用低嘌呤食物，如饼干、蔬菜、水果等。食物应尽量精细，全天液体摄入量应在2000ml以上，两餐之间可饮

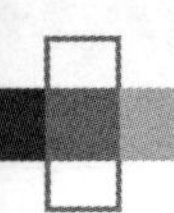

用碳酸氢钠饮料。

（2）慢性缓解期应选用低嘌呤饮食，每周2天无嘌呤饮食。饮食中注意补充维生素和铁质，多食水果及黄、绿叶蔬菜。

（3）禁食高嘌呤食物，如动物内脏、鱼虾类、肉类、菠菜、蘑菇、黄豆、扁豆、豌豆、浓茶等；禁饮酒，指导患者进食碱性食物，如鸡蛋、马铃薯；控制体重，避免肥胖。

3.用药护理

指导患者遵医嘱正确用药，并观察用药效果，及时发现、处理不良反应。

（1）应用排尿酸药物时，应嘱患者多饮水，口服碳酸氢钠等碱性药物。苯溴马隆不良反应轻，不影响肝肾功能；少数患者可出现胃肠道反应、过敏性皮炎、发热等不良反应；丙磺舒偶见皮疹、发热、胃肠道刺激等不良反应。

（2）别嘌醇：是抑制尿酸生成药物，不良反应有胃肠道刺激、皮疹、发热、肝损伤、骨髓抑制等，肾功能不全者剂量减半。

（3）秋水仙碱：口服给药可出现恶心、呕吐、厌食、腹胀和水样腹泻，白细胞计数减少、血小板计数减少等骨髓抑制表现。出现不良反应时及时与医生联系，调整剂量或停药。

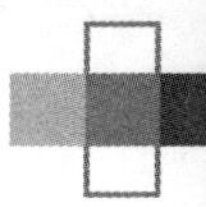

4.皮肤护理

保持皮肤清洁，加强皮肤护理，穿鞋袜要舒适，避免皮肤受损。

（五）健康指导

1.疾病预防指导

保持劳逸结合、松弛有度、有规律的生活习惯；保持情绪平和、心情舒畅、精神乐观；有家族史者注意避免高嘌呤饮食。

2.疾病知识指导

讲解疾病有关知识，患者掌握低嘌呤饮食，并给予精神支持和生活照顾。

3.保护关节指导

指导患者日常生活中的注意事项，保护皮肤，避免受损。若运动后疼痛超过1小时，应停止此项运动。

4.病情监测指导

平日生活中检查是否存在痛风石，尤其是耳郭和关节处。定期复查尿酸、肾功能及行X线检查。

（六）护理评价

1.尿酸、肾功能等指标控制满意。

2.掌握低嘌呤饮食。

3.皮肤无破损，关节疼痛缓解。

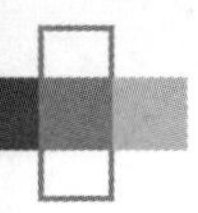

4.患者对治疗有信心，并主动配合治疗。

第四节　蛋白质代谢疾病
——低蛋白血症的护理常规

（一）概念

低蛋白血症又称为蛋白营养不良，或水肿性营养不良，是一种营养缺乏的特殊表现。由于长期负氮平衡，导致血浆蛋白减少，胶体渗透压降低，使组织间潴留过多的水分，出现以全身水肿为特征的营养不良性疾病。其病因主要是：蛋白摄入不足或吸收不良；长期大量蛋白质丢失；蛋白质分解加速；蛋白质合成障碍等。其临床表现为体重不增（最早出现的症状）至体重减轻、皮下脂肪减少和各器官功能紊乱。

（二）护理评估

1.病史

家族遗传史、病毒感染及诱发因素等，发病急缓及伴随症状。

2.身体评估

观察患者的精神、神志、面色、步态、生命体征、营养状态、皮肤有无水肿。

3.辅助检查

血浆白蛋白、血常规。

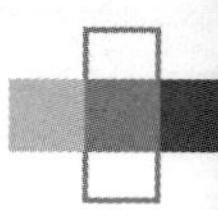

（三）主要护理问题

1.体液过多

与胶体渗透压降低、水钠潴留有关。

2.潜在并发症

有皮肤完整性受损的危险、感染。

3.焦虑

与担心疾病预后有关。

4.知识缺乏

缺乏疾病相关知识。

（四）护理措施

1.饮食护理

给予高蛋白、高热量的饮食，供给的蛋白质应为优质蛋白，如鸡蛋、鱼、肉等。

2.皮肤护理

（1）保持床单元清洁、干燥、平整，指导患者穿着宽松舒适的棉质内衣，以薄为宜，减少对皮肤的摩擦，避免皮肤长时间受压。

（2）对严重全身水肿的患者，应绝对卧床休息，减少其热量与蛋白质的消耗，当水肿有所缓解后宜鼓励患者适当地进行活动。

（3）观察患者各部位水肿程度，及时发现破溃处，并给予处理。

（4）双下肢水肿者，应尽量平卧，休息时抬高双下肢。

3.药物治疗

遵医嘱输注人血白蛋白等，用药及时、准确，并观察用药后反应。

4.预防皮肤感染

做好个人卫生，使用利尿剂，尿频者注意会阴部清洁。

5.心理护理

与患者沟通交流，了解患者的需求，向患者及家属讲解疾病相关知识，缓解患者的焦虑情绪，提高患者治疗的依从性。

（五）健康指导

1.疾病知识指导

讲解疾病有关知识，并给予精神支持和生活照顾。

2.饮食指导

高热量、高蛋白饮食。

3.皮肤护理指导

指导患者日常生活中如何保护皮肤，防止受损。

4.病情监测指导

定期复查血浆白蛋白及血常规。

（六）护理评价

1.患者血浆白蛋白恢复正常。

2.掌握高热量、高蛋白饮食原则。

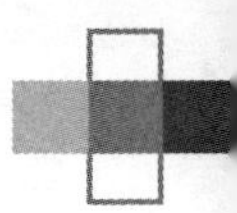

3.皮肤无破损，水肿消退。

4.患者对治疗有信心，并主动配合治疗。

第五节 钙、磷代谢疾病——骨质疏松症的护理常规

（一）概念

骨质疏松症（osteoporosis,OP）是一种以低骨量和骨组织微结构破坏，导致骨骼脆性增加及易发生骨折的全身性疾病。骨质疏松症可分为三大类：原发性、继发性（常继发于其他疾病）和特发性。

（二）护理评估

1.病史

外伤史、家族遗传史、生活方式和生活环境。

2.身体评估

观察患者的精神、神志、面色、步态、生命体征、营养状态、皮肤和黏膜等有无异常。

3.辅助检查

骨矿含量（BMC）、骨矿密度（BMD）、血清碱性磷酸酶（ALP）、血清钙、性激素及尿钙检测、X线检查等。

（三）主要护理问题

1.有受伤的危险

与骨质疏松导致骨骼脆性增加有关。

2.疼痛：骨痛

与骨质疏松有关。

3.营养失调：低于机体需要量

与饮食中钙、蛋白质、维生素D的摄入不足有关。

4.躯体移动障碍

与骨骼畸形活动范围受限有关。

5.潜在并发症

骨骼变形、骨折等。

（四）护理措施

1.环境安全，预防跌倒

（1）保证住院环境安全，如楼梯有扶手，楼阶有防滑边缘，病房地面干燥，走道避免有障碍物等。

（2）加强日常生活护理：对行动不便者，将日常所需物如茶杯、开水、呼叫器等放置床边，以便于患者取用；指导患者维持良好的姿势，必要时建议患者使用手杖助行器，以增加其活动时的稳定性；衣服和鞋穿着适合且有利于活动。

（3）预防意外：加强巡视，尤其是在患者洗漱及用餐时间，护士应加强意外的防范。患者使用利尿药或镇静药后，要

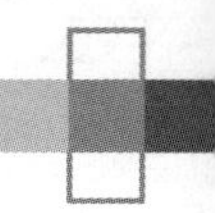

严密注意其频繁如厕或精神恍惚的情况，避免发生意外。

2.饮食护理

增加富含钙质和维生素D的食物，适度摄取蛋白质和脂肪、戒烟酒、避免摄入过多咖啡因。

3.心理护理

鼓励患者在保证环境安全的情况下，尽量做一些适度的体育运动。当发生骨折时，需要限制活动，护士要协助患者及家属重新定位角色与责任，以利于患者的康复。

4.用药护理

餐后服用钙制剂时要增加饮水量，减少泌尿系统结石形成；可同时服用维生素D，以利于钙的吸收；不可和绿叶蔬菜一起服用，因为会形成钙赘合物而减少钙的吸收。

5.病情监测

定期进行骨质密度、血清钙、性激素及尿钙检测。

6.疼痛护理

（1）使用硬板床，取仰卧位或侧卧位，卧床休息1周。

（2）对疼痛部位给予湿热敷，可促进血液循环，减少肌肉痉挛，缓解疼痛。给予局部肌肉按摩，以减少因肌肉僵直所引发的疼痛。

（3）用药护理：准确评估疼痛的程度，协助医生使用镇痛药、肌肉松弛药或抗感染药物。

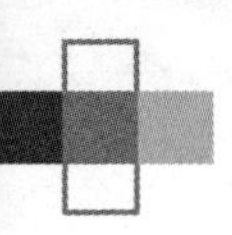

（4）注意保暖：随天气变化增减衣物，避免着凉，防止肌肉痉挛造成的疼痛。

（五）健康指导

1.疾病预防指导

合理的生活方式和饮食习惯可以在一定程度上降低骨量丢失的速率与程度，延缓和减轻骨质疏松的发生及发展。

2.合理膳食

应有充足富钙食物摄入，如乳制品、海产品等。蛋白质、维生素的摄入也应保证。避免酗酒，长期高蛋白、高盐饮食。

3.适当运动

指导患者进行步行、游泳、慢跑、骑自行车等运动，但应避免进行剧烈的、有危险的运动。运动要循序渐进，持之以恒。

4.用药指导

嘱患者按时服用各种药物，学会自我监测药物不良反应。

5.预防跌倒

加强预防跌倒的宣传教育和保护措施，如在家庭及公共场所采取防滑、防绊、防碰撞措施。

（六）护理评价

1.血矿物质含量和骨矿物质密度指标控制满意。

2.患者未发生跌倒。

3.患者对治疗有信心，并主动配合治疗。

第四章

内分泌代谢性疾病延续性护理的开展

第一节　内分泌代谢性疾病健康教育的地位和作用

健康教育是传播常见疾病的基础知识和保健技术，能够影响个体和群体的行为，有助于消除危险因素、预防疾病的发生和发展，促进健康的一门科学。它不仅可以改变人们的不良生活方式和行为，还能减少患病的危险性，使人们获得必要的卫生科学知识，树立正确的健康价值观。并且，随着生活水平的不断提高及饮食结构的改变，内分泌代谢性疾病的发病率也逐年升高，其主要包括糖尿病、肥胖症、骨质疏松症和痛风。此类疾病多迁延不愈、反复发作，需要给予患者长期持续、规范化治疗方可控制疾病进展，从而导致患者存在治疗依从性差、悲观等现象，影响治疗效果，降低其生活质量。故采取一定的护理干预，对患者开展健康教育，不仅可以加强患者的卫生科学知识，还能建立正确的健康意识及提高自我管理能力和治疗

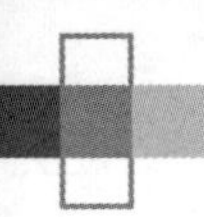

的主动性。

1.广泛开展健康教育，可以减少疾病的发病率

据有关临床资料统计发现，糖尿病及痛风、肥胖症、骨质疏松症等患者接受健康教育后，不仅遵医嘱行为率明显提高，且基础病变得到明显控制，并发症的发生率及病情的恶化程度显著降低。例如，糖尿病是由于内分泌系统代谢障碍而引发的终身性疾病，目前尚无有效的根治方法，必须通过综合治疗来提高疗效和患者的生存质量。目前认为家族史、饮食习惯、体力活动减少、肥胖、大量饮酒、精神紧张等因素，都可能与糖尿病的发病率有关。我国人口众多，并且随着经济水平的提升，人们在饮食上单纯追求精细、高热量、暴饮暴食，生活无规律、体力活动减少、社会心理压力加大，也均是导致糖尿病发病率增加的重要因素。因此，在全民开展糖尿病健康教育，通过饮食、运动指导，让人们了解其诱发因素及危害，可以提高人们的自觉防治意识，及时控制发病因素，可降低我国糖尿病发病率，对卫生保健工作有重要的意义。

2.加强健康教育，有利于促进我国国民经济的发展

内分泌代谢性疾病对全国人民造成的健康与经济负担仅次于肿瘤、心脑血管病。目前，我国糖尿病患者约占全世界的20%，已成为糖尿病患者人数最多的国家，据统计，2017年我国用于糖尿病治疗的费用高达1100亿元。随着数据的不断增

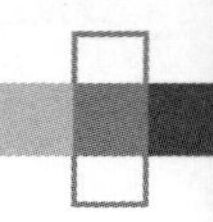

加，势必会造成卫生保健的经济负担，直至影响国民经济的发展。现如今，我国正处于关键时期，若加强健康教育，认真进行早期防治，可以起到事半功倍的效果，有利于促进国民经济的发展，有益于国家，有益于人民。

3.通过健康教育，可以唤起人们对自己及社会的健康责任感

随着医疗科学技术的迅速发展，各种新知识层出不穷，知识更新周期不断缩短，这就要求医务人员及患者更加不断地加强学习、补充新知识，跟上时代发展的需要。专科护士也不再是被动而机械地执行医嘱，而应融入人性化的护理。患者不再是一味地认为生病才需要到医院就诊，而是可以通过有效的预防，遵循医生嘱咐与要求合理服药、合理控制饮食及改变生活方式等，使病情得到控制，从而减少疾病的发生。健康教育的实行，不仅可以改变人们的饮食、运动习惯，还能良好地促进心理健康的发展，使人们认识到健康的重要性，从而改变生活习惯，唤起心中的健康责任感。

4.健康教育的方式

可以通过健康知识讲座、发放内分泌代谢性疾病宣传手册，针对个人情况给予相应的运动、饮食、用药指导，提高患者对基础疾病及相关并发症的认知，使其充分意识到健康饮食、生活行为习惯和遵医服药对控制疾病及预防并发症的重要性，提高其遵医嘱行为，积极主动改变不良习惯。此外，疾病

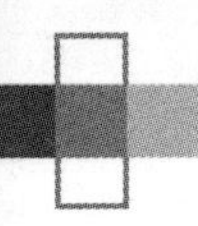

本身及长期的治疗，加之经济、家属等方面原因，会加重患者心理负担，进而导致其依从性差。通过一定的心理健康指导，鼓励患者多参与集体户外活动等，缓解患者心理压力，疏导其悲观、抑郁等不良心理情绪，加强交流，从而使患者依从性提高，积极配合治疗，提高治疗效果。

内分泌代谢性疾病病程长，有的疾病甚至需要终身治疗、服药，医护人员有责任、有义务将健康教育知识教给患者及家属，尽最大努力做好早期防治。虽然专科护士可能人力资源有限，但我们可以从住院患者着手，提高患者的医学知识，提升其自我照顾能力和终身治疗的依从性，从而更长远地惠及家庭和社会。

第二节　随　访

住院患者出院随访是医疗过程的重要环节，有利于提高医疗质量，改善医疗服务，提升医院服务层次，增强医患沟通，提高患者满意度。

一、医院随访制度

为了积极推行医院倡导的院前、院中、院后的一体化医疗模式，将医疗服务延伸至院后和家庭，使住院患者的院外康复和治疗得到科学、专业、便捷的技术服务和指导，医院可制定出院患者随访制度（表4-2-1）。

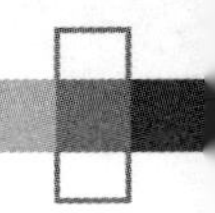

表4-2-1　出院患者随访制度

随访范围	凡在我院出院后的患者均须进行出院后随访
随访负责人	科室成立随访小组
随访时间及频数	原则上患者出院1周后进行随访
随访方式	随访系统、电话随访、门诊随访、微信随访、“优护+”随访等
随访内容	了解患者出院后治疗效果、病情变化、服药情况、对我科医护工作的满意度，并做好登记
随访要求	1.科室要建立出院患者的随访信息登记档案，内容包括患者姓名、性别、年龄、病历号、职业、主管医生、入院日期、出院诊断、联系电话、家庭详细地址等，由患者本次住院期间的主管医生负责填写 2.随访人员应仔细听取患者或家属意见，诚恳接受批评，采纳合理化建议，做好随访记录 3.对患者的询问、意见，如不能当即答复应告知相关科室电话号码或帮忙预约专家 4.随访后对患者再次提出的意见、要求、建议、投诉等及时逐条整理综合，向相关部门进行反馈，并有处理意见和处理结果 5.做好随访患者登记记录，不断积累丰富的临床经验，从而确保疾病诊治效果，提高治愈率 6.随访率必须达到本月出院总患者数的30%

二、具体随访内容

具体随访内容见表4-2-2。

表4-2-2　随访内容

血液检查	血液检查是首选的检查，可以明确地反映患者生活方式的改变及药物治疗后各种指标的恢复情况
心电图	可记录患者心脏的电活动，帮助诊断心律失常，判断药物或电解质情况对心脏的影响

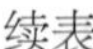

药物随访	通过对患者降糖、降脂、降尿酸、利尿、镇痛、服药状况及效果来观察药物疗效，调整药物剂量	
	降糖药	调整生活方式，降糖药应在餐前15～30分钟服用，阿卡波糖应随餐服用，避免过度口服含糖制剂和暴饮暴食；饮食应注意多样化，少量多餐，进食低脂肪、低胆固醇、高蛋白、高维生素、含钾较多的饮食，避免便秘、过饱。禁忌烟酒、咖啡等刺激性食物，高血压患者要限制钠盐的摄入，服用利尿药的患者应按时记录尿量及体重的变化，保持摄入量及尿量基本平衡
	降脂药	1.生活方式的改变：①行为调整，包括生活方式和饮食习惯等行为的调整；②运动疗法，体育锻炼可消耗能量，防止肌肉萎缩；③饮食疗法，控制热量的摄入是减重的基本条件 2.药物治疗：①奥利司他的主要不良反应为胃肠胀气、大便次数增多和脂肪便。由于粪便中含有脂肪多而呈烂便、脂肪泻、恶臭，肛门常有脂滴溢出而污染内裤，应指导患者及时更换，并注意肛周皮肤的护理。②西布曲明可使患者出现头痛、口干、畏食、失眠、便秘、心率加快、血压轻度升高等不良反应，故禁用于冠心病、充血性心力衰竭、心律失常和脑卒中的患者
	降尿酸药	1.饮食：避免吃高嘌呤食物、多饮水 2.不良反应：①苯溴马隆不良反应轻，不影响肝肾功能；少数患者可出现胃肠道反应、过敏性皮炎、发热等；丙磺舒偶见皮疹、发热、胃肠道刺激等。②别嘌醇：有胃肠道刺激、皮疹、发热、肝损伤、骨髓抑制等，肾功能不全者剂量减半。③秋水仙碱：口服给药可出现恶心、呕吐、厌食、腹胀和水样腹泻，白细胞计数减少、血小板计数减少等骨髓抑制表现，出现不良反应时及时与医生联系，调整剂量或停药

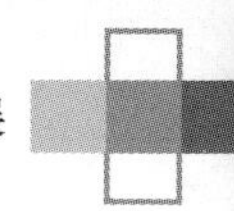

第三节　延续性护理的开展

延续性护理是顺应当代护理需求而发展起来的一种护理模式，是医疗护理工作从医院向院外扩展的载体，使护理超越时间和空间限制。由于内分泌代谢性疾病病程较长，患者对代谢性疾病治疗的重要性和必要性缺乏认识、出院后自我管理能力欠缺，导致患者对康复缺乏信心，这在一定程度上影响了药物治疗效果和出院后的生活质量。延续性护理是将医院服务延伸至患者家庭的一种护理模式，对改善患者的院外生活质量具有积极效果。在此，我科根据内分泌专科护理特色，开展专科延续性护理，通过对在院期间的指导、出院后回访与追踪随访，合理地将护理方案进行延续与发展，从而提高患者生活质量。

一、成立延续性护理随访小组

1.建立患者随访档案

包括姓名、性别、年龄、家庭住址、电话号码、入院日期、出院日期及各种口服药物的时间和注意事项。

2.延续性护理随访小组成员

科主任及护士长负责，主任医生1名、主治医生1名、工作满5年以上护师2名、工作满10年以上主管护师1名组成，共同制

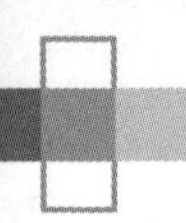

订随访计划、内容。

二、延续性护理随访的方式

患者出院当天即通过扫描微信二维码加入微信群。出院1周后，随访组通过电话及微信，对患者进行回访，患者也可以通过电话及微信与主管医生及护士进行咨询。对于特殊的患者，应根据患者病情酌情增加随访次数。

三、延续性护理随访的内容

1.了解患者的一般情况

患者一般情况具体内容见表4-3-1。

表4-3-1　患者一般情况

项目	具体内容
精神状况	个人生活自理情况、意识状态、日常活动、思维活动
饮食情况	饮食不足或过量，营养搭配，口味偏好
睡眠情况	睡眠时长，是否存在异常睡眠
用药情况	药物的用法、用量及不良反应
活动能力	活动时长，从事的体育活动，活动后的症状
心理支持	是否独居，家庭成员的照护

2.继续强化用药指导

反复向患者及家属强调出院后按时、按量服药的重要性。

强调采取一些针对忘记用药的对策，如闹钟提醒、手机提醒、家属提醒或将药物放在醒目的地方。指导患者建立服用药物专用登记本，内容包括服用药物的日期、时间、剂量、复查时间。讲解药物、食物对身体的影响，指导正确饮食。

3.口服降糖药和胰岛素注射患者的护理

应向其说明用药时间是餐前、餐中或餐后，密切观察患者用药后效果及不良反应。需要长期注射胰岛素的患者，要教会其正确保管、注射胰岛素的方法，并严格无菌操作，防止感染。

4.肥胖干预

对肥胖患者进行干预，可明显改善肥胖相关的并发症，减重的获益常与体重减轻的程度相关。减重也可以降低肥胖患者的甘油三酯、总胆固醇和低密度脂蛋白水平。在不限制盐摄入的情况下，减重既可同时降低肥胖患者的收缩压及舒张压，也可以改善肥胖患者的肺功能、阻塞性睡眠呼吸暂停和其他的肥胖相关低通气综合征等。近期的干预性研究表明，通过减重手术可提高肥胖患者的长期生存质量。

5.健康教育

普及健康教育，提倡均衡饮食，增加体育运动，避免不良生活习惯，并与糖尿病、心血管疾病等慢性病防治工作的宣教相结合，以降低血脂异常的发病率。

6.随访

高尿酸血症患者若能及早诊断，遵循医嘱，大多数患者不会发生脏器损害。慢性期患者经过治疗，痛风石可能缩小或溶解，关节功能可以改善，肾功能障碍也可以改善。30岁以前出现初发症状的患者，预示病情严重。发生尿酸性或混合性尿路结石者可并发尿路梗阻和感染。尿酸盐肾病主要表现为肾小管间质病变，也可影响肾功能。伴发高血压、糖尿病或其他肾病者，如未经治疗可进一步导致尿酸盐排泄障碍，这不仅加速了关节内病变的病理进程，同时也使肾功能进一步恶化而危及生命。

7.骨质疏松的防治

需要筛选合适的人群，减少危险因素，规律体力活动，补充钙剂和维生素D，再此基础上根据个体差异给予个体化治疗，最终达到防止骨折、延缓疾病进展的目的。

8.满意度调查

询问患者对科室护理及医疗服务的满意度，需要改进的建议及意见。针对患者出现的问题及时给予准确的指导和处理，对于患者的意见或建议进行记录并登记在册，及时反馈给护士长及科主任，进行措施整改。

延续性护理的实施，使院内护理延伸到院外，它具有多维度、多机构、跨专业等特性，有效弥补了以往常规院内护理的不足，进而提高了患者出院后的遵医行为，对促进疾病康复有

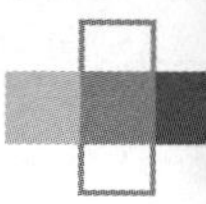

重要作用。目前，新型的医院-社区-家庭三元联动的延续性护理模式还处于探索阶段，希望在大家的共同努力下，能为患者提供全程无缝隙的专业护理服务。

第五章 内分泌代谢性疾病常用评估量表

第一节 住院患者入院评估单

入院评估单见表5-1-1。

表5-1-1 入院评估单

自理能力评估														
等级	进食	洗澡	修饰	穿衣	控制大便	控制小便	如厕	床椅转移	平地行走	上下楼梯	总分	自理能力分级		护理措施
完全独立	10	5	5	10	10	10	10	15	15	10		H	重度依赖≤40分	
需部分帮助	5	0	5	5	5	5	5	10	10	5		M	中度依赖：41～60分	
需极大帮助	0	–	0	0	0	0	0	5	5	0		L	轻度依赖：61～99分	
完全依赖	–	–	–	–	–	–	–	0	0	–		N	无须依赖：100分	
分值														

备注：1.对照“评分标准”填写相应分值；“自理能力分级、护理措施”使用相应字母或符号表示。

2.轻度依赖每周评估一次，中度依赖3天评估一次，重度依赖需要每天评估。

3.护理措施：①晨/晚间护理；②对非禁食患者协助进食/水；③卧位护理；④排泄护理；⑤床上温水擦浴；⑥其他_____

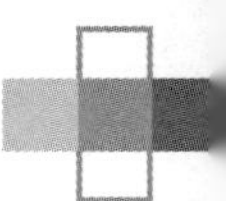

续表

压疮评估										
分值	意识状态	活动能力	肢体可动度	进食状况	失禁/皮肤	皮肤情况	总分	危险等级		护理措施
4	清醒/嗜睡	行动自如	完全能动	进食足够	皮肤干爽	正常状况		H	高危险：≤12分	
3	意识模糊	步行需扶助	有些限制	进食不足	偶有受潮	颜色异常		M	中危险：13～18分	
2	昏睡	能够起床	极度限制	进食量少	常有受湿	温度异常		L	低危险：19～23分	
1	昏迷	长期卧床	不能活动	不能进食	一直受潮	缺水/水肿		N	无危险：24分	
分值										

备注：1.对照“评估标准”填写相应分值，“危险等级、护理措施”使用相应字母或符号表示。

2.无危险、低危险每周评估一次，中危险及以上需要每天评估直到患者出院。

3.护理措施：①床单元整洁干燥；②每2小时翻身一次；③使用气垫床、海绵垫；④营养支持治疗；⑤尿失禁护理；⑥大便失禁护理；⑦局部减压；⑧其他_____

导管评估																				
Ⅰ类导管						Ⅱ类导管					Ⅲ类导管				意识		其他		总分	护理措施
胸管	T管	口鼻插管	气管插管	动静脉插管	脑室引流管	引流管	负压球	深静脉导管	三腔管	造瘘管	导尿管	输液管	胃管	氧气管	烦躁	意识不清	幼儿	不配合		
3	3	3	3	3	3	2	2	2	2	2	1	1	1	1	4	3	2	2		

备注：1.低危险：＜5；中危险：5～10分；高危险：＞10分；低危险每周评估一次，中危险及以上根据患者实际情况动态评估。

2.评估项目空白栏内填写分值，“护理措施”使用相应字母或符号表示。

3.护理措施：①加强固定；②使用约束带；③安全教育；④其他_____

续表

跌倒/坠床评估																						
意识状态				使用药物					排便异常		跌倒病史	坠床病史	视觉退化	听觉退化	体位性低血压	眩晕或虚弱	行动障碍	年龄≥65岁	年龄≤6岁	吸毒或酗酒	总分	护理措施
意识丧失	癫痫史	意识混乱	无方向感	镇静药	降压药	降血糖药	利尿药	泄药	尿频	腹泻												
3				1					1		3		1		2	1	1	1	2	1		

备注：1.低危险：1分；中危险：2分；高危险：≥3分；中危险每周评估一次，高危险每天评估一次。

2.评估项目空白栏内填写分值，“护理措施”使用相应字母或符号表示。

3.护理措施：①使用床栏；②使用约束带；③安全教育；④使用安全警示标识；⑤家属陪伴；⑥巡视；⑦其他______

第二节　意识状态评分表

一、成人Glasgow昏迷量表（GCS）（年龄≥4岁）

Glasgow昏迷量表（Glasgow coma scale，GCS）见表5-2-1。

表5-2-1　Glasgow昏迷量表（GCS）（年龄≥4岁）

睁眼（E）	最佳言语（V）	最佳运动（M）	分值/分
-	-	遵嘱运动	6
-	有定向力，准确交谈	刺痛定位	5
自动睁眼	定向力障碍，但能交谈	刺痛逃避	4
呼唤睁眼	用词错误	屈曲（去皮质强直）	3
刺痛睁眼	能发声，但无法理解	过伸（去大脑强直）	2
不能睁眼	不能言语	不能运动	1

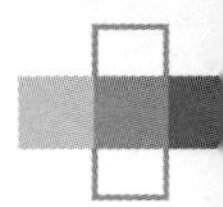

二、儿童Glasgow昏迷量表（GCS）（年龄＜4岁）

儿童 Glasgow昏迷量表（GCS）（年龄＜4岁）见表5-2-2。

表5-2-2　Glasgow昏迷量表（GCS）（年龄＜4岁）

睁眼（E）	最佳言语（V）		最佳运动（M）	分值/分
–	–		遵嘱运动	6
–	发笑，对声音有定位，追踪物体，有互动		刺痛定位	5
自动睁眼	哭闹 安抚停止	应答 应答错误	刺痛逃避	4
呼唤睁眼	安抚减轻	呻吟	屈曲（去皮质强直）	3
刺痛睁眼	安抚无效	烦躁不安	过伸（去大脑强直）	2
不能睁眼	不能言语	不能言语	不能运动	1

第三节　患者疼痛评价量表

一、语言评价量表（VDS）

具体做法：把一条直线等分成5份，0=无痛，1=微痛，2=中度疼痛，3=重度疼痛，4=剧痛。患者根据自身疼痛程度选择合适的描述。

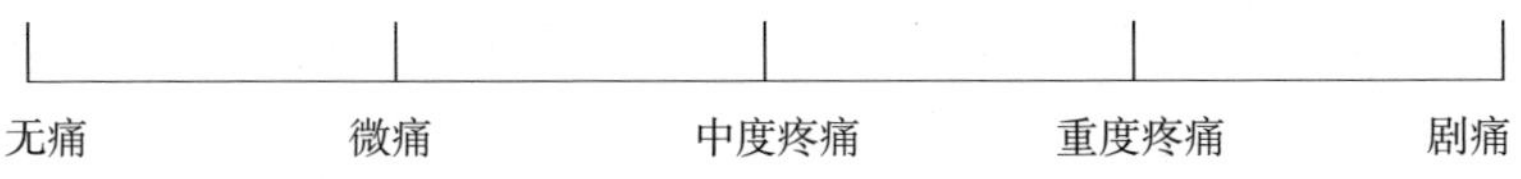

二、视觉模拟评分（VAS）

具体做法：画一条长线（一般长为100mm），线上不应有

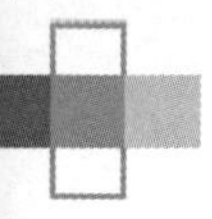

标记、数字或词语，以免影响评估结果。保证患者理解两个端点的意义非常重要，一端代表无痛，另一端代表剧痛，让患者在线上最能反映自己疼痛程度之处画一交叉线。

无痛　　　　中度疼痛　　　　剧痛

三、面部疼痛表情量表（FS-R）

此方法没有特定的文化背景要求及性别要求，适用于任何年龄、各种急慢性疼痛的患者，特别是老人、儿童及表达能力丧失者。该法最初是为了评估儿童疼痛而设计的，最后在使用中因其实用性而使用范围逐步扩大。它由6个脸谱构成，从微笑（代表无痛）到最后痛苦的哭泣（代表无法忍受的疼痛）。

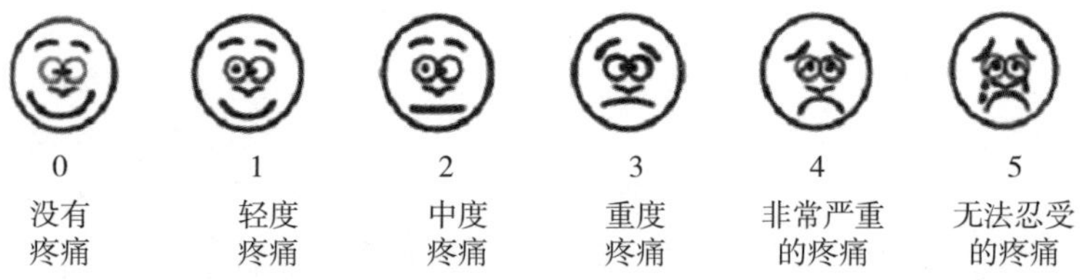

四、主诉疼痛分级法（VRS）

让患者根据自身感受说出，即语言描述评分法。这种方法患者容易理解，但不够精确。其具体方法是将疼痛划分为4级：①无痛；②轻微疼痛；③中度疼痛；④剧烈疼痛。

0级：无疼痛。

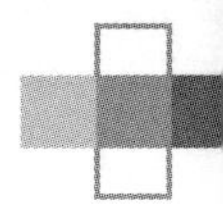

Ⅰ级（轻度）：有疼痛但可忍受，生活正常，睡眠无干扰。

Ⅱ级（中度）：疼痛明显，不能忍受，要求服用镇痛药物，睡眠受干扰。

Ⅲ级（重度）：疼痛剧烈，不能忍受，需要服用镇痛药物，睡眠受严重干扰，可伴自主神经功能紊乱或被动体位。

第四节 糖尿病患者评估量表

通过糖尿病患者评估量表，对糖尿病患者所掌握的知识进行科学评判，对患者的一般状况进行客观评估，进而为患者执行有针对性的健康教育计划。

糖尿病患者评估量表见表5-4-1。

表5-4-1 糖尿病患者评估量表

<table>
<tr><th colspan="8">糖尿病患者评估表</th></tr>
<tr><td colspan="2">床号</td><td colspan="2"></td><td colspan="2">姓名</td><td></td><td>性别</td></tr>
<tr><td colspan="2">年龄</td><td colspan="2"></td><td colspan="2">入院日期</td><td></td><td>职业</td></tr>
<tr><td colspan="2">最近一次
空腹血糖</td><td colspan="2"></td><td colspan="2">最近一次餐后
2小时血糖</td><td></td><td>糖化血
红蛋白</td></tr>
<tr><td colspan="2">糖尿病并发症</td><td colspan="6">无□ 有□：__________</td></tr>
<tr><td>身高</td><td></td><td>体重</td><td></td><td>血压</td><td></td><td>体重指数</td><td></td></tr>
<tr><td colspan="8">是否有家族史：__________ 是□ 否□</td></tr>
<tr><td colspan="8">用药方式 口服□ 注射□ 口服+注射□ 无□
药物名称及频次：____________</td></tr>
<tr><td colspan="8">是否会注射胰岛素 会□ 不会 □ 胰岛素治疗__年</td></tr>
</table>

续表

糖尿病患者评估表
饮食偏好　油炸食物□　烧烤食物□　涮烫食物□　辣味食物□　甜味食物□　麻味食物□
运动　是□　否□ 如是，项目为：散步□　太极□　舞蹈□　爬山□　其他□_____ 运动频率：每周_____次，每次时间_____
吸烟　是□　否□
饮酒　是□　否□
低血糖发生次数　无□　有□，次数：_____

第五节　糖尿病足的 Wagner 分级量表

一、糖尿病足的定义

根据世界卫生组织（WHO）定义，糖尿病足是指糖尿病患者由于合并神经病变及各种不同程度末梢血管病变而导致下肢感染、溃疡形成和（或）深部组织的破坏。在临床上，糖尿病患者由于长期受到高血糖的影响，下肢血管硬化、血管壁增厚及弹性下降，血管容易形成血栓，并集结成斑块，而造成下肢血管闭塞、肢端神经损伤，从而造成下肢组织病变。

二、糖尿病足的Wagner分级量表

糖尿病足的Wagner分级量表见表5-5-1。

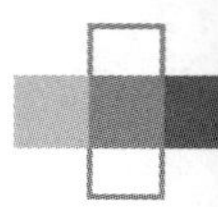

表5-5-1 糖病足的Wagner分级量表

分级	临床表现
0级	有发生足溃疡危险因素，目前无溃疡
1级	表面溃疡，临床上无感染
2级	较深的溃疡，常合并软组织炎，无脓肿或骨的感染
3级	深度感染，伴有骨组织病变或脓肿
4级	局限性坏疽（趾、足跟或前足背）
5级	全足坏疽

第六节 脂代谢疾病评估表

通过高脂血症、肥胖评估量表，对脂代谢患者的相关检查进行评估，掌握患者的饮食、运动及生活习惯，进而为患者执行有针对性的健康教育计划。

脂代谢疾病评估表见表5-6-1。

表5-6-1 脂代谢疾病评估表

一般情况	姓名		性别		年龄	
	职业		家族史		既往史	
体格检查	身高		体重		体重指数	
	腰围		臀围		腰臀比	
血液检查	TG		TC			
	LDL-C		HDL-C			
辅助检查	腹部B超					
	内脏脂肪检查					
饮食	良好□ 一般□ 较差□					
运动	无□ 有□：每周___次，每次时间___					
药物	无□ 有□ 药物名称及频次：_______					
备注						

第七节　嘌呤代谢疾病评估表

通过痛风患者评估量表，对痛风患者的相关检查、饮食习惯、疼痛等进行评估，进而为患者执行有针对性的健康教育计划。

痛风患者评估量表见表5-7-1。

表5-7-1　痛风患者评估量表

<table>
<tr><td rowspan="3">基本信息</td><td>姓名</td><td></td><td>性别</td><td></td><td>年龄</td><td></td></tr>
<tr><td>职业</td><td></td><td>文化程度</td><td></td><td>电话号码</td><td></td></tr>
<tr><td>既往史</td><td></td><td>痛风病史</td><td></td><td>最近3个月痛风发作次数</td><td>无□
有□，次数___</td></tr>
<tr><td rowspan="4">体格检查</td><td>身高</td><td></td><td>体重</td><td></td><td>体重指数</td><td></td></tr>
<tr><td>皮肤</td><td></td><td>疼痛</td><td>无□
有□</td><td>疼痛部位</td><td></td></tr>
<tr><td>疼痛时间</td><td></td><td>疼痛特点</td><td></td><td>疼痛持续时间</td><td></td></tr>
<tr><td>痛风石</td><td colspan="5">无□　有□，数量__________</td></tr>
<tr><td>血液检查</td><td>尿酸</td><td colspan="5"></td></tr>
<tr><td rowspan="3">辅助检查</td><td>超声检查</td><td colspan="5"></td></tr>
<tr><td>X线检查</td><td colspan="5"></td></tr>
<tr><td>CT</td><td colspan="5"></td></tr>
<tr><td>饮食</td><td colspan="6">动物内脏□　豆制品□　甲壳类□　肉类□　酒□</td></tr>
<tr><td>运动</td><td colspan="6">无□　有□：每周__次，每次时间___</td></tr>
<tr><td>药物</td><td colspan="6">无□　有□　药物名称及频次：__________</td></tr>
<tr><td>作息时间</td><td colspan="6">规律□　不规律□</td></tr>
<tr><td>备注</td><td colspan="6"></td></tr>
</table>

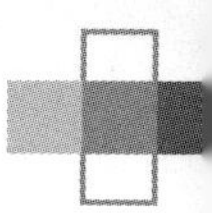

第八节　蛋白质代谢疾病评估表

通过低蛋白血症患者评估量表，对低蛋白血症患者的血液检查、饮食习惯、皮肤情况等进行评估，进而为患者执行有针对性的健康教育计划。

低蛋白血症患者评估量表见表5-8-1。

表5-8-1　低蛋白血症患者评估量表

基本信息	姓名		性别		年龄	
	职业		文化程度		电话号码	
	既往史		月经史		现病史	
体格检查	身高		体重		体重指数	
	皮肤黏膜		水肿	无□ 有□，部位：__________		
血液检查	血清白蛋白					
	血红蛋白					
辅助检查	超声检查					
	X线检查					
	CT					
饮食	无改变□　减少□　不进食□　低能量流质饮食□					
运动	无□　有□：每周_次，每次时间_______					
药物	无□　有□　药物名称及频次：__________					
作息时间	规律□　不规律□					
备注						

第九节　钙、磷代谢疾病评估表

通过骨质疏松患者评估量表，对骨质疏松患者的血液检查、饮食习惯、用药情况等进行评估，进而为患者执行有针对性的健康教育计划。

骨质疏松患者评估量表见表5-9-1。

表5-9-1　骨质疏松患者评估量表

姓名		性别		年龄	
身高		体重		职业	
联系电话		文化程度		婚姻状态	
既往史	仅限女性	有无绝经：未绝经□　有□：______岁			
		有无卵巢切除手术史：有□　无□			
	无□　有□：____________				
糖皮质激素（强的松或可的松）、抗结核药、肝素、抗癫痫药等用药史	□无　□有：__________				
骨折史	无□　有□，骨折部位：__________				
吸烟	有□　无□		饮酒	有□　无□	
饮用浓茶	有□　无□		饮用咖啡	有□　无□	
饮食	牛奶或酸奶□　豆制品□　碳酸饮料□				
运动	无□　有□：每周__次，每次时间___				
药物	无□　有□　药物名称：__________				
疼痛	无□　有□，部位：_____性质：_____				
身长缩短	无□　有□，缩短长度：__________				

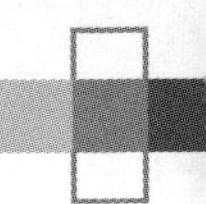

续表

并发症	无□　有□：__________	
血液检查	血甲状旁腺激素	
	血钙	
	血磷	
辅助检查	骨密度	
	X线检查	

第六章

内分泌代谢性疾病护理质量管理标准

第一节　糖代谢疾病护理质量评价标准

（一）糖代谢疾病护理质量评价标准

糖尿病酮症酸中毒护理质量评价标准见表6-1-1。

表6-1-1　糖尿病酮症酸中毒护理质量评价标准

监管科室 ____监管时间：20__年__月__日__时　监管人员______					整改时间	持续监管时间		
检查项目	检查内容	分值	扣分	监管情况	整改情况	持续改进情况		
						完成	基本完成	未完成
结构（8分）	1.病房环境整洁、安静	2						
	2.仪器设备管理规范	2						
	3.腕带颜色与护理级别一致	2						
	4.指导患者正确采集标本	2						

续表

检查项目	检查内容			分值	扣分	监管情况	整改情况	持续改进情况		
								完成	基本完成	未完成
过程（87分）	1.住院评估（10分）	①自理能力评估		2						
		②压疮评估/皮肤情况评估		2						
		③跌倒/坠床风险评估		2						
		④管路滑脱风险评估		2						
		⑤心理/睡眠评估		2						
	2.专科护理常规（64分）	（1）神经系统	生命体征变化观察及处置	2						
			观察意识、瞳孔	2						
			高热的处理	2						
			观察肢体活动情况，肌力的情况	2						
			躁动的处理与安全保护	2						
			中枢性高热的观察及处置	2						

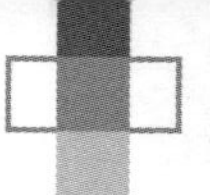

续表

检查项目	检查内容			分值	扣分	监管情况	整改情况	持续改进情况		
								完成	基本完成	未完成
过程（87分）	2.专科护理常规（64分）	（2）循环系统	严密监测心率、血压变化	2						
			休克的观察与处理	2						
			开通静脉双通道，遵医嘱补液	2						
		（3）呼吸系统	按需吸氧，监测血氧饱和度变化	2						
			按需吸痰，严格执行吸痰操作规程	2						
			做好气道湿化，规范雾化吸入	2						
			按操作规程采集动脉血气分析，标本及时送检	2						

续表

监管科室 ____ 监管时间：20__年__月__日__时 监管人员______							整改时间	持续监管时间		
检查项目	检查内容			分值	扣分	监管情况	整改情况	持续改进情况		
								完成	基本完成	未完成
过程（87分）	2.专科护理常规（64分）	（4）消化系统	及早行营养支持，必要时留置胃管	2						
			呕吐及腹泻症状的观察及处置	2						
			大便性状、颜色、量的观察及处置	2						
		（5）泌尿系统	必要时留置导尿管，预防泌尿系统感染	2						
			尿量、尿色的观察及处置	2						
			尿酮、尿糖的观察	2						
		（6）管道护理	静脉留置针固定稳妥，标识清楚	2						
			鼻饲的体位与观察	2						
			尿管固定稳妥、引流通畅	2						

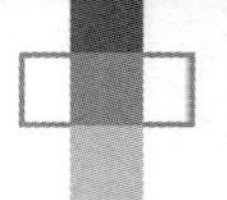

续表

检查项目	检查内容			分值	扣分	监管情况	整改情况	持续改进情况		
								完成	基本完成	未完成
过程（87分）	2.专科护理常规（64分）	（7）用药护理	正确抽取胰岛素及其他高危药品，双人核对	2						
			遵医嘱调节补液速度	2						
			定时巡视，双人签名	2						
			遵医嘱监测血糖，调整用药	2						
			特殊用药的观察与记录	2						
		（8）仪器管理	正确使用心电监护仪，合理设置报警线	1						
			规范使用输液泵、微量泵，及时处理报警	1						
		（9）皮肤护理	夯实基础护理	2						
			监测血糖，使用正确的降糖药物	2						
			根据压疮评分表落实护理措施	2						
			严格床旁交接班	2						

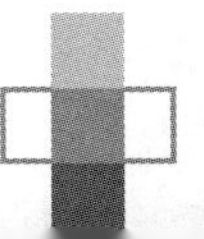

续表

检查项目		检查内容	分值	扣分	监管情况	整改情况	持续改进情况		
							完成	基本完成	未完成
过程（87分）	3.出院指导（8分）	规范监测血糖	2						
		规范胰岛素注射	2						
		预防低血糖发生	2						
		预防感染	2						
	4.护理记录（2分）	记录及时、准确、无涂改、无空项	2						
	5.感染控制（3分）	手卫生落实到位	1						
		垃圾分类处置	1						
		多耐患者处置	1						
结果（5分）	6.患者结局（5分）	无相关并发症发生	5						
总分			100	得分：		护士长签名	监管人员签名		

（二）糖尿病肾病护理质量评价标准

糖尿病肾病护理质量评价标准见表6-1-2。

表6-1-2　糖尿病肾病护理质量评价标准

监管科室____监管时间：20__年__月__日__时　监管人员________							整改时间	持续监管时间		
检查项目	检查内容			分值	扣分	监管情况	整改情况	持续改进情况		
								完成	基本完成	未完成
结构（8分）	1.病房环境整洁、安静			2						
	2.仪器设备管理规范			2						
	3.腕带颜色与护理级别一致			2						
	4.指导患者正确采集标本			2						
过程（87分）	1.住院评估（18分）	①自理能力评估		2						
		②压疮评估/皮肤情况评估		2						
		③跌倒/坠床风险评估		2						
		④管路滑脱风险评估		2						
		⑤心理/睡眠评估		2						
		⑥专科评估	生命体征、皮肤黏膜的观察及处置	2						
			尿量、尿色及性状的评估	2						
			尿酮、尿糖的评估	2						
			尿常规、肾功能的监测	2						

续表

检查项目	检查内容			分值	扣分	监管情况	整改情况	持续改进情况		
								完成	基本完成	未完成
过程（87分）	2.专科护理常规（50分）	（1）安全注射胰岛素	胰岛素的保存方法	2						
			注射部位的评估	3						
			注射部位的选择	3						
			注射后停留时间	3						
			胰岛素注射后的进餐时间	2						
		（2）血糖仪管理	血糖仪显示的代码与试纸一致	2						
			测量部位：指尖两侧	2						
			严禁在肢体水肿、感染部位测量	2						
			消毒皮肤用75%酒精，试纸暴露时间不宜过长，使用一次性采血针，结果告知患者	3						
		（3）预防低血糖	患者知晓低血糖的症状	2						
			患者随身携带糖果、饼干等食物	2						
			患者知晓低血糖的预防措施	2						

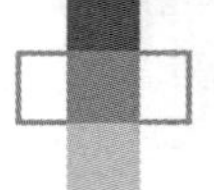

续表

检查项目	检查内容			分值	扣分	监管情况	整改情况	持续改进情况		
								完成	基本完成	未完成
过程（87分）	2.专科护理常规（50分）	（4）饮食护理	根据身高、体重、活动量计算总摄入量	2						
			知晓优质蛋白种类并适当增加蛋白质的摄入	2						
			掌握低盐饮食、控制血压	2						
			做到少量分餐	2						
		（5）用药护理	掌握各种降糖药的服用时间、方法	2						
			知晓服药后的进餐时间	2						
		（6）皮肤护理	夯实基础护理	2						
			掌握水肿分级及并对症处理	2						
			指导患者功能锻炼	2						
			根据压疮评分，及时落实护理措施	2						
			严格床旁交接班	2						

续表

检查项目	检查内容		分值	扣分	监管情况	整改情况	持续改进情况		
							完成	基本完成	未完成
过程（87分）	3.出院指导（8分）	规范监测血糖	2						
		规范胰岛素注射	2						
		掌握糖尿病肾病分期及对应症状	2						
		注意有无视力变化	2						
	4.护理记录（2分）	记录及时、准确、无涂改、无空项	2						
	5.感染控制（9分）	手卫生落实	3						
		垃圾分类处置	3						
		多耐患者处置	3						
结果（5分）	患者结局（5分）	无相关并发症发生	5						
总 分			100	得分： 护士长签名：____			监管人员签名：____		

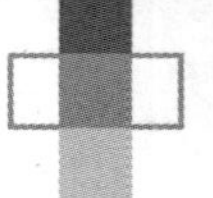

第二节 脂代谢疾病护理质量评价标准

脂代谢疾病护理质量评价标准见表6-2-1。

表6-2-1 肥胖症护理质量评价标准

监管科室____监管时间：20__年__月__日__时 监管人员______						整改时间	持续监管时间		
检查项目	检查内容		分值	扣分	监管情况	整改情况	持续改进情况		
							完成	基本完成	未完成
结构（8分）	1.病房环境整洁、安静		2						
	2.仪器设备管理规范		2						
	3.腕带颜色与护理级别一致		2						
	4.指导患者正确采集标本		2						
过程（87分）	1.住院评估（10分）	①自理能力评估	2						
		②压疮评估/皮肤情况评估	2						
		③跌倒/坠床风险评估	2						
		④管路滑脱风险评估	2						
		⑤心理/睡眠评估	2						

续表

检查项目	检查内容			分值	扣分	监管情况	整改情况	持续改进情况		
								完成	基本完成	未完成
过程（87分）	2.专科护理常规（57分）	（1）神经系统	生命体征变化观察	2						
			意识、瞳孔的观察	2						
			肢体活动度的评估	3						
			行走能力评估	3						
			体重指数评分	2						
			患者安全保护	2						
		（2）循环系统	监测血压的变化	2						
			监测心率的变化	2						
			基础代谢率的评估	2						
			监测体重变化	2						
			快速建立静脉通路，遵医嘱用药	3						
			维持电解质平衡，使用特殊药物的效果评价	2						
		（3）呼吸系统	按需吸氧，监测血氧饱和度	2						
			误吸的处置	2						

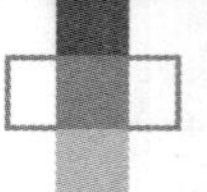

续表

检查项目	检查内容			分值	扣分	监管情况	整改情况	持续改进情况		
								完成	基本完成	未完成
过程（87分）	2.专科护理常规（57分）	（4）消化系统	评估营养状况	2						
			腹痛、腹胀的观察与处理	2						
			体重的监测	2						
		（5）泌尿系统	出入量平衡	2						
			尿量、尿色的观察及处置	2						
		（6）用药护理	掌握减肥药的服用时间、用量及用法	2						
			掌握服药后的不良反应	2						
			体重指标的监测评价	2						
		（7）皮肤护理	夯实基础护理	2						
			汗液多时保持皮肤清洁、干燥	2						
			防止皮肤皱褶处破溃	2						
			根据压疮评分落实护理措施	2						
			严格床旁交接班	2						

续表

检查项目	检查内容		分值	扣分	监管情况	整改情况	持续改进情况		
							完成	基本完成	未完成
过程（87分）	3.出院指导（8分）	指导患者正确、规范用药，并观察用药后不良反应	2						
		定期复查血脂	2						
		保持环境安静，避免一切刺激	2						
		定期监测体重，加强运动锻炼	2						
	4.护理记录（3分）	记录及时、准确、无涂改、无空项	3						
	5.感染控制（9分）	手卫生落实到位	3						
		垃圾分类处置	3						
		多耐患者处置	3						
结果（5分）	患者结局（5分）	无相关并发症发生	5						
总 分			100	得分： 护士长签名：____			监管人员签名： ________		

第三节　嘌呤代谢疾病护理质量评价标准

嘌呤代谢疾病护理质量评价标准见表6-3-1。

表6-3-1　痛风护理质量评价标准

监管科室____监管时间：20__年__月__日__时　监管人员________						整改时间	持续监管时间		
检查项目	检查内容		分值	扣分	监管情况	整改情况	持续改进情况		
							完成	基本完成	未完成
结构（8分）	1.病房环境整洁、安静		2						
	2.仪器设备管理规范		2						
	3.腕带颜色与护理级别一致		2						
	4.指导患者正确采集标本		2						
过程（87分）	1.住院评估（10分）	①自理能力评估	2						
		②压疮评估/皮肤情况评估	2						
		③跌倒/坠床风险评估	2						
		④管路滑脱风险评估	2						
		⑤心理/睡眠评估	2						

续表

检查项目	检查内容			分值	扣分	监管情况	整改情况	持续改进情况		
								完成	基本完成	未完成
过程（87分）	2.专科护理常规（61分）	（1）神经系统	生命体征变化观察	2						
			意识、瞳孔的观察	2						
			患者肢体活动情况	3						
			疼痛部位、性质、间隔时间	3						
			肌力的评估	2						
			高热的处理	2						
			精神、情绪的评估	3						
		（2）循环系统	监测血压变化	2						
			监测心率变化	2						
			病情的观察及处置	3						
			皮温、末梢循环情况	3						
			建立静脉通道、遵医嘱用药	3						
			使用特殊药物的效果评价	3						
		（3）呼吸系统	按需吸氧，监测血氧饱和度变化	2						
			注意保暖，预防感冒	2						

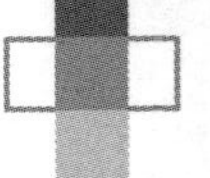

续表

检查项目	检查内容			分值	扣分	监管情况	整改情况	持续改进情况		
								完成	基本完成	未完成
过程（87分）	2.专科护理常规（61分）	（4）消化系统	用药后有无腹痛、腹胀的观察与处理	2						
			大便性状的观察，发生腹泻的处理	2						
		（5）泌尿系统	出入量平衡	2						
			尿量、尿色的观察及处置	2						
		（6）用药护理	疼痛处置及治疗效果评价	2						
			监测血尿酸值的变化	2						
			观察药物副作用	2						
		（7）皮肤护理	夯实基础护理	2						
			痛风关节局部处置及治疗效果评价	2						
			康复功能锻炼	2						
			根据压疮评分落实护理措施	2						
			严格床旁交接班	2						

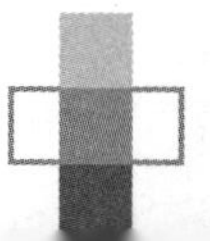

续表

检查项目		检查内容	分值	扣分	监管情况	整改情况	持续改进情况		
							完成	基本完成	未完成
过程（87分）	3.出院指导（4分）	指导患者正确、规范用药，并观察用药后不良反应	2						
		定期随访，并监测血尿酸、肾功能	2						
	4.护理记录（3分）	记录及时、准确、无涂改、无空项	3						
	5.感染控制（9分）	手卫生落实到位	3						
		垃圾分类处置	3						
		多耐患者处置	3						
结果（5分）	患者结局（5分）	无相关并发症发生	5						
总 分			100	得分： 护士长签名：____			监管人员签名： ______		

第四节　蛋白质代谢疾病护理质量评价标准

蛋白质代谢疾病护理质量评价标准见表6-4-1。

表6-4-1　低蛋白血症护理质量评价标准

监管科室____监管时间：20__年__月__日__时　监管人员________						整改时间	持续监管时间		
检查项目	检查内容		分值	扣分	监管情况	整改情况	持续改进情况		
							完成	基本完成	未完成
结构（8分）	1.病房环境整洁、安静		2						
	2.仪器设备管理规范		2						
	3.腕带颜色与护理级别一致		2						
	4.指导患者正确采集标本		2						
过程（87分）	1.住院评估（10分）	①自理能力评估	2						
		②压疮评估/皮肤情况评估	2						
		③跌倒/坠床风险评估	2						
		④管路滑脱风险评估	2						
		⑤心理/睡眠评估	2						

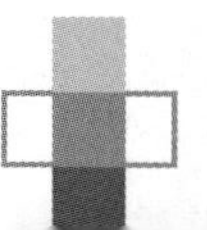

续表

检查项目			检查内容	分值	扣分	监管情况	整改情况	持续改进情况		
								完成	基本完成	未完成
过程（87分）	2.专科护理常规（61分）	（1）神经系统	生命体征变化观察	2						
			意识、瞳孔的观察	2						
			患者肢体活动情况	3						
			疼痛部位、性质、间隔时间	3						
			肌力的评估	2						
			使用疼痛药物的效果评价	3						
		（2）循环系统	监测血压变化	3						
			监测心率变化	3						
			病情的观察及处置	3						
			皮温、末梢循环情况	3						
			建立静脉通道、遵医嘱用药	3						
			使用特殊药物的效果评价	3						
		（3）呼吸系统	按需吸氧，监测血氧饱和度变化	2						
			注意保暖，预防感冒	2						

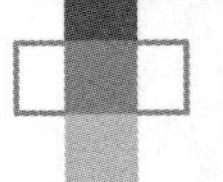

续表

检查项目	检查内容			分值	扣分	监管情况	整改情况	持续改进情况		
								完成	基本完成	未完成
过程（87分）	2.专科护理常规（61分）	（4）消化系统	合理安排日常饮食，增加蛋白质的摄入量	2						
			观察大便的次数、性状	2						
		（5）泌尿系统	出入量平衡	2						
			小便量、颜色、性状的观察，少尿时及时处理	2						
		（6）用药护理	补充蛋白及利尿后的效果评价	2						
			监测电解质的变化	2						
			观察药物副作用	2						
		（7）皮肤护理	夯实基础护理	2						
			保持皮肤清洁、干燥、防破溃	2						
			皮肤水肿处防烫伤	2						
			根据压疮评分落实护理措施	2						
			严格床旁交接班	2						

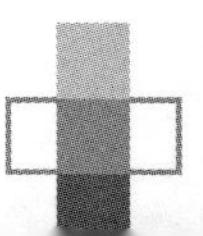

续表

检查项目	检查内容		分值	扣分	监管情况	整改情况	持续改进情况		
							完成	基本完成	未完成
过程（87分）	3.出院指导（4分）	指导患者正确、规范用药，并观察用药后不良反应	2						
		定期复查并监测血常规、电解质及肾功能	2						
	4.护理记录（3分）	记录及时、准确、无涂改、无空项	3						
	5.感染控制（9分）	手卫生落实到位	3						
		垃圾分类处置	3						
		多耐患者处置	3						
结果（5分）	患者结局（5分）	无相关并发症发生	5						
总 分			100	得分： 护士长签名：____			监管人员签名：______		

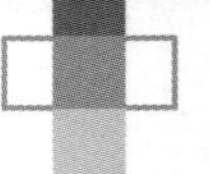

第五节　骨质疏松护理质量评价标准

骨质疏松护理质量评价标准见表6-5-1。

表6-5-1　骨质疏松护理质量评价标准

监管科室____监管时间：20__年__月__日__时　监管人员______						整改时间	持续监管时间		
检查项目	检查内容		分值	扣分	监管情况	整改情况	持续改进情况		
							完成	基本完成	未完成
结构（8分）	1.病房环境整洁、安静		2						
	2.仪器设备管理规范		2						
	3.腕带颜色与护理级别一致		2						
	4.指导患者正确采集标本		2						
过程（87分）	1.住院评估（10分）	①自理能力评估	2						
		②压疮评估/皮肤情况评估	2						
		③跌倒/坠床风险评估	2						
		④管路滑脱风险评估	2						
		⑤心理/睡眠评估	2						

续表

检查项目	检查内容			分值	扣分	监管情况	整改情况	持续改进情况		
								完成	基本完成	未完成
过程（87分）	2.专科护理常规（61分）	（1）神经系统	生命体征变化观察	2						
			意识、瞳孔的观察	2						
			患者肢体活动情况	3						
			疼痛部位、性质、间隔时间	3						
			肌力的评估	2						
			使用镇痛药物的效果评价	3						
		（2）循环系统	监测血压变化	3						
			监测心率变化	3						
			病情的观察及处置	3						
			皮温、末梢循环情况	3						
			建立静脉通道、遵医嘱用药	3						
			使用特殊药物的效果评价	3						
		（3）呼吸系统	按需吸氧，监测血氧饱和度变化	2						
			注意保暖，预防感冒	2						

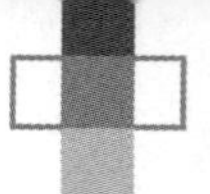

续表

检查项目	检查内容			分值	扣分	监管情况	整改情况	持续改进情况		
								完成	基本完成	未完成
过程（87分）	2.专科护理常规（61分）	（4）消化系统	合理安排日常饮食，增加钙的摄入量	2						
			大便性状的观察，发生便秘的处理	2						
		（5）泌尿系统	出入量平衡	2						
			尿量、尿色的观察及处置	2						
		（6）用药护理	疼痛处置及治疗效果评价	2						
			监测血钙值的变化	2						
			观察药物副作用	2						
		（7）皮肤护理	夯实基础护理	2						
			保持皮肤清洁、干燥	2						
			如有皮肤过敏，勿搔抓	2						
			根据压疮评分落实护理措施	2						
			严格床旁交接班	2						

续表

检查项目	检查内容		分值	扣分	监管情况	整改情况	持续改进情况		
							完成	基本完成	未完成
过程（87分）	3.出院指导（4分）	指导患者正确、规范用药，并观察用药后不良反应	2						
		定期复查，并监测血常规、血生化、骨密度	2						
	4.护理记录（3分）	记录及时、准确、无涂改、无空项	3						
	5.感染控制（9分）	手卫生落实到位	3						
		垃圾分类处置	3						
		多耐患者处置	3						
结果（5分）	患者结局（5分）	无相关并发症发生	5						
总 分			100	得分： 护士长签名：____			监管人员签名： ______		

第七章

典型案例解读

第一节　1型糖尿病的护理

一、病例资料

文某，男，27岁,自由职业者。因“口干、多饮、多尿2年余，恶心、呕吐、头晕1周”入院。

现病史：患者2年前无明显诱因出现口干、多饮、多尿诊断为1型糖尿病，曾用“门冬胰岛素注射液+盐酸二甲双胍”治疗，空腹血糖波动于10.0～17.0mmol/L；近1周出现恶心、呕吐症状，无明显腹痛。

体格检查：T 36.2℃，P 85次/分，R 19次/分，BP 110/70mmHg。尿糖（+++），尿酮体（–），随机血糖为31.2mmol/L。患者神志清楚，慢性病容，呼吸平稳，无咳嗽、咳痰，双肺呼吸音粗。皮肤黏膜未见黄染，颈静脉无怒张，腹软，无压痛，移动性浊音（–），肝脾肋下未及。

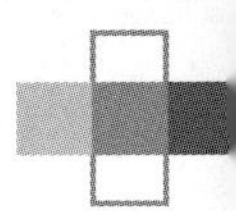

二、实验室检查

1.血生化检查

血生化检查结果见表7-1-1。

表7-1-1 血生化检查

检查项目	结果	参考范围
空腹血糖	6.4mmol/L	3.9～6.1mmol/L
糖化血红蛋白	17.6%	<7.0%
尿糖、尿酮体	尿糖（+++） 尿酮体（-）	阴性
尿酸	198μmol/ L	208～428μmol/L
尿白蛋白	0.27g/L	0～0.1g/L
24小时尿蛋白	0.49g	0～0.2g

2.胰岛素C肽释放试验

结果见表7-1-2。

表7-1-2 胰岛素C肽释放试验

项目名称	结果	参考范围	单位
空腹胰岛素	4.49	4.03～23.46	μIU/ml
餐后0.5小时胰岛素	5.25	2～30.5	μIU/ml
餐后1小时胰岛素	6.58	15～120	μIU/ml
餐后2小时胰岛素	7.05	11.5～99.6	μIU/ml
餐后3小时胰岛素	5.27	2～30.5	μIU/ml

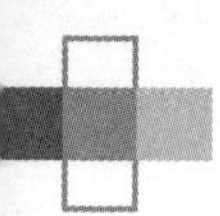

续表

项目名称	结果	参考范围	单位
空腹C肽	0.50	0.55～4.6	ng/ml
C肽（0.5小时）	0.59	3.05～11.86	ng/ml
C肽（1.0小时）	0.66	2.86～10.3	ng/ml
C肽（2.0小时）	0.67	2.66～9.34	ng/ml
C肽（3.0小时）	0.54	0.55～4.6	ng/ml

3.震动感觉阈值（VPT）检查——足部感觉神经

浅感觉（小纤维神经病变）有轻度/中度受损，右足VPT值为19.0V，左足VPT值为15.0V，提示有轻/中度神经病变风险。

三、诊断与治疗

诊断：1型糖尿病

治疗：

（1）纠正水、电解质平衡：大量补液，小剂量胰岛素静脉滴注。

（2）降血糖：胰岛素泵持续皮下注射胰岛素（门冬胰岛素），基础率为7:00—22:00 0.8U/h，22:00—7:00 0.6U/h，三餐前4～6U。

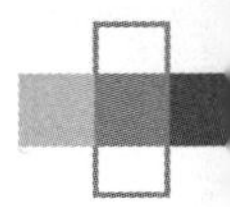

四、护理评估

病史评估	家族遗传史：外公患有2型糖尿病 既往史：1型糖尿病2年 用药史：门冬胰岛素注射液+盐酸二甲双胍 手术史：无 药物过敏史：无
睡眠	睡眠可，每日睡眠7小时左右。
生活习惯及自理能力评估	吸烟、饮酒；患者可独立进食、洗澡、穿衣、修饰，大小便可控制，可自己进行床椅转移、上下楼梯，自理能力评分100分，无需依赖，生活自理（评分依据：表5-1-1，自理能力评估）
跌倒/坠床风险评估	患者使用降糖药（门冬胰岛素注射液+盐酸二甲双胍），虚弱、头晕，跌倒/坠床风险评分2分，为低风险（评分依据：表5-1-1，跌倒/坠床评估）
心理及社会状况评估	患者因病情反复感到焦虑；心理应激反应：此次住院对日常生活影响较小，能积极配合治疗。医疗费用支付形式：医疗保险，家庭无经济负担

糖尿病患者评估量表					
床号	29床	姓名	文某	性别	男
年龄	27岁	入院日期	2020年10月27日	职业	自由职业者
最近一次空腹血糖	10.0mmol/L	最近一次餐后2小时血糖	19.1mmol/L	糖化血红蛋白	17.6%
糖尿病并发症	无□ 有☑：酮症酸中毒				

续表

身高	176cm	体重	68kg	血压	110/70mmHg	体重指数	21.95kg/m^2
是否有家族史	是☑　否□						
用药方式	口服□　注射□　口服+注射☑　无□ 药物名称及频次：门冬胰岛素注射液8U 皮下注射 Tid；盐酸二甲双胍片 0.5g 口服 Tid						
是否会注射胰岛素	会☑　不会□　胰岛素治疗2年						
饮食偏好	油炸食物☑　烧烤食物☑　涮烫食物□　辣味食物☑　甜味食物□　麻味食物□						
运动	是□　否☑ 如是，项目为：散步□　太极□　舞蹈□　爬山□　其他□ 运动频率：每周__次，每次时间___						
吸烟	是☑每天10支　否□						
饮酒	是□　否☑						
低血糖发生次数	无□　有☑，次数：3次						

五、主要护理问题

1.体液不足

与恶心、呕吐有关。

诊断依据：主观资料　患者进食后出现恶心、呕吐。

2.营养失调：低于机体需要量

与胰岛素缺乏致体内代谢有关。

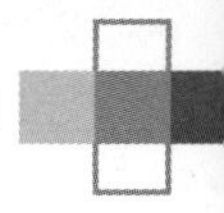

诊断依据：主观资料　患者恶心、呕吐，进食量少。

3.活动无耐力

与恶心、呕吐，电解质紊乱有关。

诊断依据：主观资料　虚弱、头晕。

客观资料　血钾 3.01mmol/L，血钠 128mmol/L。

4.焦虑

与疾病预后有关。

诊断依据：主观资料　患者对病情不了解，对疾病预后不清楚。

5.知识缺乏

缺乏糖尿病及自我保健的相关知识。

诊断依据：主观资料　缺乏有关糖尿病的治疗、预后和自我保健知识。

6.潜在并发症

酮症酸中毒、低血糖等。

诊断依据：主观资料　缺乏糖尿病并发症相关知识。

客观资料　患者随机血糖 31.2mmol/L；注射胰岛素后未及时进餐。

六、护理措施

1.纠正电解质紊乱

（1）立即补液，并观察输液情况。

（2）使用小剂量胰岛素静滴，定时监测血糖。

（3）严密观察生命体征及血糖、尿酮体、尿糖变化。

（4）遵医嘱应用止吐药物，并观察用药后效果。

2.饮食护理

（1）鼓励患者多饮水，进食软质清淡食物。

（2）保证膳食中碳水化合物的摄入，提供足够热量。

（3）忌食高糖食物，饮食定时定量，少食多餐。

（4）补充充足的维生素和微量元素，多吃绿色蔬菜。

3.防跌倒

头晕、呕吐时卧床休息，避免发生跌倒/坠床，保持床单元清洁、干燥。

4.知识宣教

向患者或家属宣教1型糖尿病相关知识及预后，安慰、鼓励患者，以消除其焦虑情绪；讲解恶心、呕吐时的处理方法；应用多种教育方式，如通过糖尿病看图对话、食物模型等方式向患者宣教1型糖尿病的治疗、预后及日常保健知识。告知患者低血糖的症状及应对措施，随身携带含糖食物。

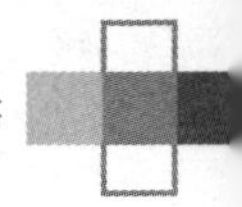

5.用药护理

规范注射胰岛素，轮换注射部位，定期门诊随访。

七、健康指导

1.疾病预防指导

指导患者改变不健康的生活方式，戒烟限酒，合理膳食，少食多餐，积极参加适当的运动锻炼，生活作息规律。

2.疾病知识指导

指导患者及家属了解疾病相关知识，提高患者对治疗的依从性。

3.病情监测指导

指导患者定期进行尿糖、尿酮体、血糖、血脂、糖化血红蛋白等的监测。

4.用药与自我护理指导

指导患者掌握胰岛素注射方法、发生低血糖的应急处理。

八、护理评价

1.患者血糖、尿糖、尿酮体指标控制满意。

2.无组织器官感染发生，无低血糖发生。

3.患者建立良好的生活方式和饮食习惯。

4.患者对治疗有信心，并主动配合治疗。

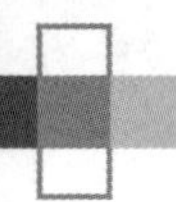

九、延续性护理

出院时间	存在问题	指导方法
1周	如何识别开封、未开封胰岛素的效期	（1）告知患者未开封的胰岛素放于2～8℃的冰箱冷藏室内中储存，并严格遵循产品保质期；将胰岛素产品从冰箱取出后，须放置室温后使用 （2）已开封的胰岛素在室温（30℃以下）保存，不同产品储存条件请参考产品说明书，避免光照和过热，并在4～6周内用完
1个月	定期到医院做哪些检查?	糖化血红蛋白：2～3个月一次 肝功能、肾功能、血脂、尿微量白蛋白、神经功能：每半年一次 尿常规：每月一次 心电图、眼底：每半年至1年一次
3个月	空腹血糖4.9～7.0mmol/L，餐后血糖6.0～8.0mmol/L，是否需要每天监测血糖?	血糖平稳时可减少血糖监测频率，每天测定1～2次，甚至每2周测定1～2次都是可以接受的。在复查的前一天监测7次：三餐前、三餐后及睡前血糖
6个月	注射胰岛素的重要性	1.胰岛素是人体必不可少的物质，没有它血糖居高不下 2.人体内有多种升高血糖的激素，但只有胰岛素一种物质是能够降血糖的 3.当人体不能正常地分泌和利用胰岛素时，一定要通过注射外源性胰岛素控制血糖 4.口服胰岛素会被消化酶分解失效，因此胰岛素只能注射

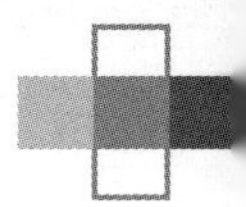

第二节　2 型糖尿病的护理

一、病例资料

何某，男，47岁,自由职业者。因“发现血糖升高1年”入院。

现病史：患者1年前体格检查发现血糖升高，口干、多饮、多尿诊断为2型糖尿病，曾用“格列齐特缓释片+罗格列酮片”治疗，空腹血糖8.0～10.0mmol/L，餐后2小时血糖11.0～13.0mmol/L。

体格检查：T 36.4℃，P 80次/分，R 20次/分，BP 125/70mmHg。患者神志清楚，精神一般，呼吸平稳，无咳嗽、咳痰，心率80/分，律齐，双肺呼吸音清。皮肤黏膜未见黄染，颈静脉无怒张，腹软，无压痛，移动性浊音（－），肝脾肋下未及，肠鸣音3次/分，四肢肌力5级。

二、实验室检查

1.血生化检查

结果见表7-2-1。

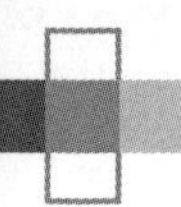

表7-2-1　血生化检查

检查项目	结果	参考范围
空腹血糖	10.1mmol/L	3.9～6.1mmol/L
糖化血红蛋白	8.96%	<7.0%
尿酸	251μmol/ L	208～428μmol/L
肌酐	69μmol/L	40～133μmol/L
24小时尿量	2.8L	1～2L
内生肌酐清除率	135.41ml/min	85～115ml/min
24小时尿蛋白	0.21g	0～0.2g

2. 胰岛素C肽释放试验

结果见表7-2-2。

表7-2-2　胰岛素C肽释放试验

项目名称	结果	参考范围	单位
空腹胰岛素	4.84	4.03～23.46	μIU/ml
餐后0.5小时胰岛素	9.72	2～30.5	μIU/ml
餐后1小时胰岛素	11.46	15～120	μIU/ml
餐后2小时胰岛素	13.67	11.5～99.6	μIU/ml
餐后3小时胰岛素	10.77	2～30.5	μIU/ml
空腹C肽	2.37	0.55～4.6	ng/ml
C肽（0.5小时）	2.49	3.05～11.86	ng/ml
C肽（1.0小时）	3.01	2.86～10.3	ng/ml
C肽（2.0小时）	3.20	2.66～9.34	ng/ml
C肽（3.0小时）	2.63	0.55～4.6	ng/ml

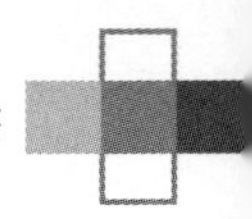

3.腹部彩超

轻度脂肪肝，胆、胰、脾、肾未见明显异常。

4.胸部CT

肺结节影，肺纤维化。

5.震动感觉阈值（VPT）检查——足部感觉神经

浅感觉（小纤维神经病变）有轻度/中度受损，右足VPT值为16.0V，左足VPT值为15.5V，提示有轻/中度神经病变风险。

三、诊断与治疗

诊断：

（1）2型糖尿病

（2）轻度脂肪肝

治疗：

（1）降血糖：格列齐特缓释片30mg 口服 Qd；二甲双胍缓释片1000mg口服 Bid。

（2）营养神经：甲钴胺片0.5mg口服 Tid。

（3）活血化瘀：0.9%氯化钠注射液250ml+灯盏细辛注射液20ml静脉滴注 Qd。

四、护理评估

病史评估	家族遗传史：父亲患有2型糖尿病 既往史：2型糖尿病1年，轻度脂肪肝3年 用药史：口服“格列齐特缓释片+罗格列酮片” 手术史：无 药物过敏史：无
睡眠	睡眠可，每日睡眠8小时左右
生活习惯及自理能力评估	吸烟、饮酒；患者可独立进食、洗澡、穿衣、修饰，大小便可控制，可自己进行床椅转移、上下楼梯，自理能力评分100分，无需依赖，生活自理（评分依据：表5-1-1，自理能力评估）
跌倒/坠床风险评估	患者服用降糖药（格列齐特缓释片、二甲双胍缓释片），视觉退化，跌倒/坠床风险评分2分，为低风险（评分依据：表5-1-1，跌倒/坠床评估）
心理及社会状况评估	患者因血糖控制不佳，不了解糖尿病的预后，担心糖尿病的并发症，感到焦虑；心理应激反应：此次住院对日常生活影响较小，妻子可以在身边照顾，尚能积极配合治疗。医疗费用支付形式：医疗保险，家庭无经济负担

糖尿病患者评估量表					
床号	5床	姓名	何某	性别	男
年龄	47岁	入院日期	2021年2月19日	职业	自由职业者
最近一次空腹血糖	8.5mmol/L	最近一次餐后2小时血糖	10.2mmol/L	糖化血红蛋白	8.96%
糖尿病并发症	无☑ 有□：______				

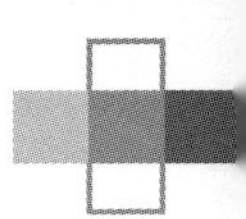

续表

身高	173cm	体重	68kg	血压	125/70mmHg	体重指数	22.67kg/m²
是否有家族史	是☑　否☐						
用药方式	口服☑ 注射☐　口服+注射☐　无☐ 药物名称及频次：格列齐特缓释片30mg Qd；二甲双胍缓释片1000mg Bid						
是否会注射胰岛素	会☐　不会☑　胰岛素治疗___年						
饮食偏好	油炸食物☑　烧烤食物☐　涮烫食物☐　辣味食物☑ 甜味食物☐　麻味食物☐						
运动	是☑　否☐ 如是，项目为：散步☑　太极☐　舞蹈☐　爬山☐　其他☐ 运动频率：每周3次，每次时间1小时						
吸烟	是☑每天5支　否☐						
饮酒	是☑每天2两　否☐						
低血糖发生次数	无☑　有☐，次数：________						

五、主要护理问题

1.营养失调：低于机体需要量

与饮食控制，摄入量不足有关。

诊断依据：主观资料　患者因担心血糖高，进食量少。

2.有感染的危险

与机体抵抗力降低有关。

诊断依据：主观资料　患者活动量少，免疫力减退。

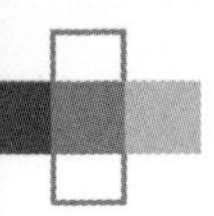

3.焦虑

与对病情不了解，担心预后有关。

诊断依据：主观资料　患者对病情不了解，不了解糖尿病的预后。

4.疲乏

与机体代谢紊乱有关。

诊断依据：主观资料　患者精神状态欠佳，偶感乏力。

5.知识缺乏

患者缺乏糖尿病治疗方法和自我保健等知识有关。

诊断依据：主观资料　患者希望知道有关糖尿病的治疗、预后和自我保健等知识。

客观资料　患者缺乏有关糖尿病的治疗、预后和自我保健知识。

6.潜在并发症

低血糖、糖尿病足、糖尿病周围神经病变等。

诊断依据：客观资料　震动感觉阈值（VPT）检查——足部感觉神经—浅感觉（小纤维神经病变）有轻度/中度受损。

主观资料　患者不了解低血糖的症状及糖尿病患者的足部日常保健知识。

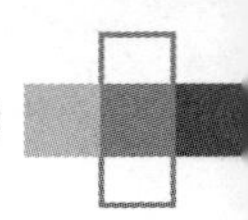

六、护理措施

1.饮食护理

（1）合理控制总热量，平衡膳食，少食多餐，定时定量进餐，多饮水。

（2）摄入充足的维生素和微量元素，多食绿叶蔬菜，忌甜食、烟酒等。

2.运动锻炼

可结合患者的爱好，进行有氧运动，如散步、做体操、游泳、打球等。

3.用药护理

应向其说明服用药物的时间是餐前、餐中还是餐后，密切观察患者用药后效果及不良反应。

4.心理护理

耐心向患者讲解2型糖尿病相关知识及预后，安慰患者，鼓励其讲出心中的感受，必要时家属陪伴以消除其焦虑情绪。可应用多种教育方式，如通过糖尿病看图对话、食物模型、同伴教育、成功案例讲解等方式向患者宣教糖尿病的治疗、预后及日常保健知识。

5.预防感染

（1）预防上呼吸道感染：注意保暖，避免与肺炎、上呼吸

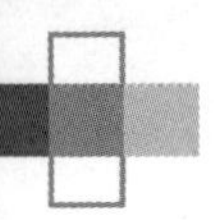

道感染、肺结核等呼吸道感染者接触。

（2）预防泌尿系统感染：勤用温水清洗外阴，防止和减少泌尿系统感染的机会。

（3）保证食物多元化，增强体质，提高机体抵抗力。

6.皮肤护理

加强皮肤的保养，勤洗澡、勤换衣，洗漱时水温适宜，不可过高。

7.并发症的预防

告知患者低血糖的症状及应对措施，外出运动时随身携带含糖食物；指导患者不要赤脚走路，外出时不可穿拖鞋，应选择轻巧柔软、透气性好的鞋子；每日检查足部，足浴时避免水温过高，修剪指（趾）甲时不宜过短；冬天不宜使用热水袋、电热毯、烤灯保暖，防止烫伤，同时注意预防冻伤；夏天避免蚊虫叮咬。

七、健康指导

1.疾病预防指导

指导患者改变不健康的生活方式，合理膳食，多进食高生物效价的动物蛋白，积极参加适当的运动锻炼；生活规律，戒烟限酒，注意个人卫生。

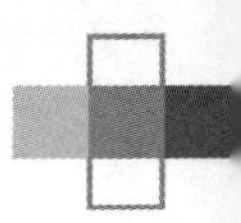

2.疾病知识指导

采用多种方式对患者和家属宣教，让患者和家属了解糖尿病的病因、临床表现、诊断与治疗方法，提高患者对治疗的依从性。指导患者外出时携带识别卡，以便发生紧急情况时及时处理。

3.病情监测指导

指导患者每3～6个月复查糖化血红蛋白，血脂异常者每1～2个月检查一次；学习和掌握监测血糖、血压、体重指数的方法；了解糖尿病的控制指标，每年全面体检1～2次。

4.用药与自我护理指导

指导患者口服降糖药的方法并告知用药后不良反应；低血糖反应的观察与处理，以保证药物的最佳疗效。在医生指导下坚持服药,避免擅自停药或减量。

八、护理评价

1.血糖、糖化血红蛋白指标控制满意：空腹血糖波动于5.0～6.9mmol/L，餐前血糖波动于6.3～7.5mmol/L；餐后2小时血糖波动于6.8～8.9mmol/L；糖化血红蛋白<7.0%。

2.无糖尿病足、低血糖及其他并发症发生。

3.患者对治疗有信心，并主动配合治疗。

九、延续性护理

出院时间	存在问题	指导方法
1周	口服降糖药的具体时间和不良反应	格列齐特缓释片、二甲双胍缓释片餐前服用；若有胃肠道不适，二甲双胍缓释片可餐后服用
1个月	如何才能减少并发症呢?	1.严格地控制血糖，可有助于防止或至少是延缓糖尿病慢性并发症的发生 2.定期找有糖尿病专业知识的医务人员检查也是非常重要的 3.糖尿病并发症的早期诊断，意味着你的并发症能尽早地得到治疗 4.眼睛检查将有助于发现早期的眼部并发症 5.足部专科医生能帮你发现下肢循环欠佳，感觉缺乏和足部损伤等情况 6.定期测量血压 7.应进行尿液的检查，以确定是否有蛋白尿存在 8.避免一些可加重糖尿病对组织损害的危险因素，也有助于防止糖尿病并发症的发生 9.健康的饮食 10.经常运动 11.戒烟 12.保持与你身高相称的理想体重
3个月	偶尔出现心慌、手抖、出冷汗等情况，不知如何处理	低血糖的症状：乏力、心悸、头晕、出汗等；如有上述症状，立即进食含糖食物，如果条件允许，应立即检测血糖，随后“吃15，等15”，即摄入15g的葡萄糖或其他无脂糖类，等15分钟后再次检测血糖，如果血糖值没有上升到正常，将另外15g糖类吃掉，然后再等15分钟检测血糖，则低血糖得到纠正；在医生指导下坚持服药,避免擅自停药或加减量；外出或运动时随身携带糖果

续表

出院时间	存在问题	指导方法
6个月	空腹血糖4.5～6.0mmol/L，餐后2小时血糖5.5～7.8mmol/L，是否可以停止服用降糖药物？	携带血糖监测记录至门诊随访，复查糖化血红蛋白、血糖等相关检查；医生将根据检查结果调整口服药剂量，不能自行停药

第三节　妊娠糖尿病的护理

一、病例资料

许某，女，27岁，自由职业者，因“停经28周，发现血糖升高4个月”入院。

现病史：患者停经6周时明确妊娠，4个月前到社区医院就诊时，空腹血糖11.2mmol/L，行OGTT试验提示：空腹血糖12.6mmol/L，餐后1小时血糖18.1mmol/L，餐后2小时血糖23.5mmol/L，病程中无明显口干、多饮、多尿症状，体重无减轻。为进一步诊治，以“妊娠糖尿病”收入院。

体格检查：T 36.3℃，P 78次/分，R 19次/分，BP 120/80mmHg。患者神志清楚，精神可，呼吸平稳，无咳嗽、咳痰，心率 78次/分，律齐，双肺呼吸音粗。

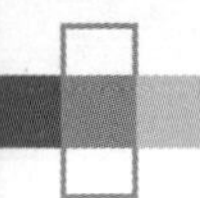

二、实验室检查

1.血液学检查

结果见表7-3-1。

表7-3-1　血液学检查

检查项目	结果	参考范围
空腹血糖	11.45mmol/L	3.9～6.1mmol/L
糖化血红蛋白	9.75%	4.6%～6.2%
甘油三酯	2.92mmol/L	0.56～1.7mmol/L

2.胰岛素C肽释放试验

结果见表7-3-2。

表7-3-2　胰岛素C肽释放试验

项目名称	结果	参考范围	单位
空腹胰岛素	8.77	4.03～23.46	μIU/ml
餐后0.5小时胰岛素	20.82	2～30.5	μIU/ml
餐后1小时胰岛素	25.72	15～120	μIU/ml
餐后2小时胰岛素	27.87	11.5～99.6	μIU/ml
餐后3小时胰岛素	24.03	2～30.5	μIU/ml
空腹C肽	2.60	0.55～4.6	ng/ml
C肽（0.5小时）	2.99	3.05～11.86	ng/ml
C肽（1.0小时）	3.68	2.86～10.3	ng/ml
C肽（2.0小时）	3.92	2.66～9.34	ng/ml
C肽（3.0小时）	3.44	0.55～4.6	ng/ml

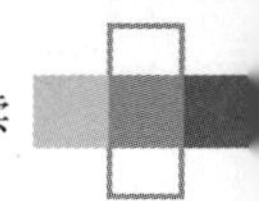

三、诊断与治疗

诊断：妊娠糖尿病

治疗：门冬胰岛素皮下注射降血糖——早餐前16U、中餐前14U、晚餐前12U。

四、护理评估

病史评估	无家族史 既往史：健康状况良好 用药史：既往未用药物 手术史：无 药物过敏史：无
睡眠	睡眠好，每日睡眠9小时左右
生活习惯及自理能力评估	患者可独立进食、洗澡、穿衣、修饰，大小便可控制，可自己进行床椅转移、上下楼梯，自理能力评分100分，无需依赖，生活自理（评分依据：表5-1-1，自理能力评估）
跌倒/坠床风险评估	患者注射门冬胰岛素降糖治疗，跌倒/坠床风险评估1分，为低风险（评分依据：表5-1-1，跌倒/坠床评估）
心理及社会状况评估	患者为居民医保，家庭经济情况好，丈夫照顾；心理状态良好，配合治疗

<table>
<tr><th colspan="10">糖尿病患者评估量表</th></tr>
<tr><td colspan="2">床号</td><td colspan="2">42床</td><td colspan="2">姓名</td><td colspan="2">许某</td><td>性别</td><td>女</td></tr>
<tr><td colspan="2">年龄</td><td colspan="2">27岁</td><td colspan="2">入院日期</td><td colspan="2">2020年10月18日</td><td>职业</td><td>自由职业者</td></tr>
<tr><td colspan="2">最近一次空腹血糖</td><td colspan="2">7.0mmol/L</td><td colspan="2">最近一次餐后2小时血糖</td><td colspan="2">8.0mmol/L</td><td>糖化血红蛋白</td><td>9.75%</td></tr>
<tr><td colspan="2">糖尿病并发症</td><td colspan="8">无☑ 有□：________</td></tr>
<tr><td>身高</td><td>165cm</td><td>体重</td><td>68kg</td><td>血压</td><td>120/80mmHg</td><td>体重指数</td><td colspan="3">24.98kg/m²</td></tr>
<tr><td colspan="2">是否有家族史</td><td colspan="8">是　否☑</td></tr>
<tr><td colspan="2">用药方式</td><td colspan="8">口服□　注射☑　口服+注射□　无□
药物名称及频次：门冬胰岛素 Bid</td></tr>
<tr><td colspan="2">是否会注射胰岛素</td><td colspan="8">会□　不会☑　胰岛素治疗___年</td></tr>
<tr><td colspan="2">饮食偏好</td><td colspan="8">油炸食物□　烧烤食物□　涮烫食物□　辣味食物☑　甜味食物☑　麻味食物□</td></tr>
<tr><td colspan="2">运动</td><td colspan="8">是☑　否□
如是，项目为：散步☑　太极□　舞蹈□　爬山□　其他□
运动频率：每周2次，每次20分钟</td></tr>
<tr><td colspan="2">吸烟</td><td colspan="8">是□　每天____　否☑</td></tr>
<tr><td colspan="2">饮酒</td><td colspan="8">是□　每天____　否☑</td></tr>
<tr><td colspan="2">低血糖发生次数</td><td colspan="8">无☑　有□，次数：__________</td></tr>
</table>

五、主要护理问题

1.血糖升高

与未规律监测血糖及合理用药有关。

诊断依据：客观资料　患者空腹血糖11.45mmol/L。

主观资料　患者仅靠饮食、运动控制，但未规律监测血糖。

2.焦虑

与害怕胰岛素注射影响胎儿健康有关。

诊断依据：主观资料　患者诉担心注射药物引起副作用，影响胎儿生长发育。

3.潜在并发症

低血糖。

诊断依据：客观资料　患者不清楚低血糖表现。

4.知识缺乏

缺乏妊娠糖尿病饮食、胰岛素注射的相关知识。

诊断依据：客观资料　患者不知道胰岛素注射知识及饮食禁忌。

六、护理措施

1.病情观察

准确注射胰岛素，七点法监测血糖，必要时加测夜间2点血糖；密切观察患者心率、血压、指脉氧、胎心、胎动等变化。

2.饮食护理

指导患者糖尿病饮食，鼓励多饮水，每日饮水量2000ml以上，根据血糖情况合理进食水果，多吃蔬菜及肉类、蛋类，保证充足的蛋白质摄入，提高机体免疫力。

3.药物治疗

指导患者正确注射胰岛素，严格无菌操作；告知患者选择正确的注射部位和轮换方法，避免感染；注射前监测血糖，根据血糖情况调整药物剂量；注射后按时进食，避免低血糖的发生。

4.并发症的预防

教会患者低血糖症状的识别，一旦出现低血糖症状，及时监测血糖，如伴神志改变时迅速处理，尽快恢复血糖正常水平；告知患者低血糖处理办法。

5.心理护理

了解妊娠糖尿病患者的心理状况，给予心理指导，建立战胜疾病的信心；做好家属的宣教工作，鼓励家属参与和支持患者的各项治疗，为患者创造一个良好、舒适的环境。

七、健康指导

1.疾病知识指导

患者和家属掌握胰岛素注射的相关知识，学会低血糖的应

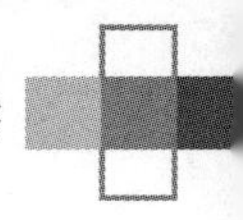

对方法；详细介绍饮食、运动治疗方法和注意事项，整个孕期体重不超过16kg。

2.病情监测指导

定时监测血糖、血压、血脂、糖化血红蛋白等。再次强调孕期血糖控制目标：空腹、餐前或睡前血糖为3.3～5.3mmol/L，餐后1小时≤7.8mmol/L，餐后2小时≤6.7mmol/L，HbA1c尽可能控制在6.0%以下。

3.用药与自我护理指导

让患者掌握门冬胰岛素注射的方法，保证药物疗效；指导患者正确储存胰岛素；告知定期门诊复诊。

八、护理评价

1.血糖、血压指标控制满意：空腹血糖波动于4.0～5.3mmol/L，餐后1小时血糖波动于5.9～7.8mmol/L；餐后2小时血糖波动于6.0～6.5mmol/L；血压波动于120～130/80～90mmHg。

2.患者对治疗有信心，并主动配合治疗。

3.患者未发生低血糖。

4.患者学会注射门冬胰岛素，能正确监测血糖。

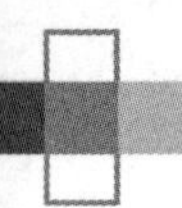

九、延续性护理

出院时间	存在问题	指导方法
1周	注射部位如何轮换	1.注射胰岛素方法不当会产生局部硬结和皮下脂肪增生等并发症，注射部位的轮换是有效的预防方法 2.胰岛素注射部位的轮换，应该遵守“每天同一时间，注射同一部位”，“每天不同时间，注射不同部位”或“左右轮换” 3.不同注射部位间轮换，如早上腹部，中午手臂，晚上大腿 4.注射部位的左右轮换如左边1周，右边1周或左边一次，右边一次 5.同一注射部位内的区域轮换：每次注射点应距离至少1cm，1个月内不要重复使用同个注射点
1个月	产检时不能按时进餐及注射胰岛素	提前预约产检，随身携带胰岛素注射用物，就餐时及时注射胰岛素
3个月	因行动不便，运动较前减少	指导患者在孕晚期（8个月后）散步、做家务、做非跳跃的广播操，不做仰卧位运动，保证适当的运动量，既可控制血糖，又利于后期分娩
6个月	患者分娩后血糖控制平稳	指导患者按时监测血糖，定期复查糖化血红蛋白，门诊随诊

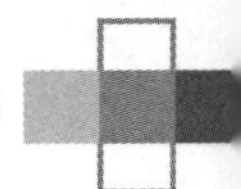

第四节　糖尿病酮症酸中毒的护理

一、病例资料

王某，男，24岁，自由职业者。因“口干、乏力、多饮伴恶心1周”入院。

现病史：患者半个月前无明显诱因感口干、乏力、多饮，每天饮水约2500ml，体重减轻（具体不详），病程中无出汗、视物模糊、视力下降，近1周无明显诱因出现恶心，于急诊科就诊。查随机血糖：27.9mmol/L，血气分析：pH 6.9，乳酸：2.5mmol/L；尿酮体（++++），葡萄糖（++++）。诊断为糖尿病酮症酸中毒收入我院。

体格检查：T 36.9℃，P 110次/分，R 23次/分，BP 130/80mmHg。患者神志清楚，精神差，呼吸急促伴烂苹果气味，恶心、呕吐。皮肤黏膜未见黄染，颈静脉无怒张，腹软，无压痛，移动性浊音（-），肝脾肋下未及。

二、实验室检查

1.血液学检查

结果见表7-4-1。

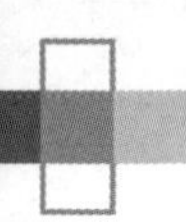

表7-4-1　血液学检查

检查项目		结果	参考范围
血气分析	pH	7.334	7.35～7.45
	Lac	2.5mmol/L	0.5～2.2mmol/L
	HCO_3^-	10.1mmol/L	23～27mmol/L
	PCO_2	19.4mmHg	35～45mmHg
血生化	空腹血糖	16.0mmol/L	3.9～6.1mmol/L
	钠	133mmol/L	135～145mmol/L
	钾	3.75mmol/L	3.5～5.5mmol/L
血常规	白细胞计数	13.07×10^9/L	（4.0～10.0）$\times 10^9$/L
	淋巴细胞百分比	12.15%	20.0%～40.0%
尿常规	尿糖	++++	阴性
	尿酮体	++++	阴性

三、诊断与治疗

诊断：糖尿病酮症酸中毒

治疗：

（1）口服降糖药：二甲双胍肠溶片500mg Tid，氯化钾缓释片1g Bid。

（2）胰岛素注射降糖：地特胰岛素12U睡前皮下注射。

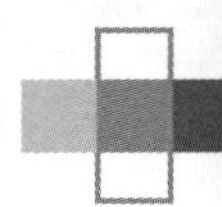

四、护理评估

病史评估	无家族遗传史 既往史：健康状况良好 用药史：无 手术史：无 药物过敏史：无
睡眠	良好，每日睡眠7小时左右
生活习惯及自理能力评估	吸烟，无饮酒史，患者可独立进食、穿衣、修饰，大小便可控制，目前需卧床，不可洗澡、上下楼梯、步行及如厕需协助，自理能力评分80分，生活轻度依赖（评分依据：表5-1-1，自理能力评估）
跌倒/坠床风险评估	患者乏力虚弱、服用降糖药（二甲双胍）、注射地特胰岛素，跌倒/坠床风险评分2分，为低风险（评分依据：表5-1-1，跌倒/坠床评估）
心理及社会状况评估	患者为居民医保，家庭经济情况一般，妻子照顾；心理状态欠佳，配合治疗

<table>
<tr><th colspan="8">糖尿病患者评估量表</th></tr>
<tr><td colspan="2">床号</td><td colspan="2">15床</td><td>姓名</td><td>王某</td><td>性别</td><td>男</td></tr>
<tr><td colspan="2">年龄</td><td colspan="2">24岁</td><td>入院日期</td><td>2020年8月20日</td><td>职业</td><td>自由职业者</td></tr>
<tr><td colspan="2">最近一次空腹血糖</td><td colspan="2">12.0mmol/L</td><td>最近一次餐后2小时血糖</td><td>20.0mmol/L</td><td>糖化血红蛋白</td><td>10.02%</td></tr>
<tr><td colspan="2">糖尿病并发症</td><td colspan="6">无☑ 有□：______</td></tr>
<tr><td>身高</td><td>170cm</td><td>体重</td><td>66kg</td><td>血压</td><td>130/80mmHg</td><td>体重指数</td><td>22.83kg/m²</td></tr>
</table>

续表

是否有家族史	是☐ 否☑
用药方式	口服☑ 注射☐ 口服+注射☑ 无☐ 药物名称及频次：地特胰岛素 qn， 氯化钾缓释片1g、二甲双胍500mg Tid
是否会注射胰岛素	会☐ 不会☑ 胰岛素治疗___年
饮食偏好	油炸食物☑ 烧烤食物☐ 涮烫食物☐ 辣味食物☐ 甜味食物☑ 麻味食物☐
运动	是☐ 否☑ 如是，项目为：散步☐ 太极☐ 舞蹈☐ 爬山☐ 其他☐ 运动频率：每周 ____次，每次时间________
吸烟	是☑ 每天5支 否☐
饮酒	是☐ 每天___ 否☑
低血糖发生次数	无☑ 有☐，次数：___________

五、主要护理问题

1. 低效型呼吸型态（呼吸深大）

与酮症酸中毒有关。

诊断依据：客观资料 患者呼吸有烂苹果气味。

2.血糖控制不佳

与病情复杂，血糖忽高忽低有关。

诊断依据：客观资料 患者空腹血糖12.0mmol/L、餐后2小时血糖20.0mmol/L、尿酮体（++++）。

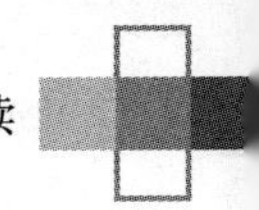

3.营养失调：低于机体需要量

与胰岛素缺乏致体内代谢有关。

诊断依据：客观资料　患者卧床后食欲减退，进食少。

4.水、电解质及酸碱平衡失调

与频繁恶心、呕吐有关。

诊断依据：客观资料　Lac 2.5mmol/L、钠133mmol/L。

主观资料　患者恶心、呕吐少量胃内容物。

5.潜在并发症

低血糖。

诊断依据：主观资料　患者不知道低血糖的临床表现和症状。

6.活动无耐力

与进食量少有关。

诊断依据：主观资料　患者诉食欲差，身体疲乏无力。

7.焦虑

与血糖控制不理想、病情反复有关。

诊断依据：主观资料　患者担心血糖控制不稳定，再发酮症酸中毒。

8.知识缺乏

缺乏糖尿病自我护理知识。

诊断依据：主观资料　患者不知道出院后如何监测血糖及注

射胰岛素。

六、护理措施

1.病情观察

遵医嘱给予心电监护，吸氧（2～3L/min），每小时监测意识、瞳孔、生命体征、血氧饱和度，观察皮肤弹性，记录尿量（观察颜色、性状变化）及24小时出入量，发现异常及时报告医生。

2.遵医嘱给予补液治疗

建立静脉双通道，分别给予大量补液、抗生素、营养支持及小剂量胰岛素（0.9%氯化钠注射液50ml+胰岛素注射液25U）微量泵入，同时每小时监测血糖，每2小时监测尿糖、尿酮体。

3.饮食护理

遵医嘱给予饮食指导，合理控制总热量，平衡膳食，少食多餐，定时定量进餐，多饮水。

4.药物治疗

教会患者正确注射地特胰岛素，注意注射方法、技巧，严格无菌操作；指导患者餐前服用二甲双胍肠溶片，餐后口服氯化钾缓释片，避免不良胃肠道反应。

5.运动锻炼

当患者酮症纠正后应进行适量的运动，如散步、打球、游

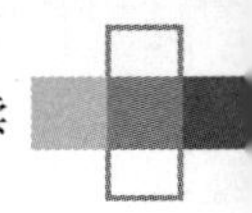

泳等，注意运动的时间及强度，保证充足的休息。

6.并发症的预防

告知患者低血糖的症状及应对措施，注射胰岛素后观察进食情况，加强巡视并定时监测血糖，判断患者意识、行为有无改变，嘱其外出运动时随身携带含糖食物；当血糖低于3.9mmol/L时，遵循低血糖处理流程，协助进食或口服50%葡萄糖注射液20ml，15分钟后复测血糖。

7.心理护理

向患者讲解疾病相关知识，给予心理护理，减轻患者焦虑情绪。

七、健康指导

1.疾病预防指导

指导患者健康的生活方式，合理膳食，生活规律，同时加强运动锻炼。

2.疾病知识指导

患者和家属了解疾病相关知识，说明自我血糖监测的重要性，强调糖尿病急性并发症的危害及应急处理办法。

3.病情监测指导

定时监测血糖，定期复查糖化血红蛋白、尿常规、肝肾功能等。

4.用药与自我护理指导

让患者掌握口服降糖药的不良反应及注射胰岛素的方法；低血糖反应的观察及处理，以保证药物的最佳疗效等。

八、护理评价

1.酮症已纠正，血糖指标控制满意：空腹血糖波动于5.0～6.8mmol/L，餐前血糖波动于5.8～7.5mmol/L；餐后2小时血糖波动于6.8～8.8mmol/L。

2.无组织器官感染发生，无低血糖发生。

3.患者掌握胰岛素注射及自我血糖监测的方法，并主动配合治疗。

4.患者能自主活动，适度运动锻炼。

九、延续性护理

出院时间	存在问题	指导方法
1周	上臂注射胰岛素后可见出血点	可见出血点为注射至毛细血管，可用棉签轻压出血点，但并不影响胰岛素吸收效果
1个月	因工作原因，晚餐进食不规律且进食较为油腻	指导患者按时、规律进餐，就餐时选择清淡饮食，同时调整饮食顺序：先进食汤类、蔬菜，最后为主食
3个月	近1周空腹血糖波动于7.0～7.9mmol/L	指导患者门诊随访，复查糖化血红蛋白，遵医嘱调整地特胰岛素剂量，必要时监测血糖

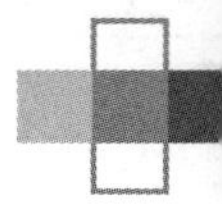

续表

出院时间	存在问题	指导方法
6个月	注射部位出现硬结、皮下淤青	指导患者规范注射胰岛素，避开硬结及皮下淤青处，每次更换针头，遵循“大轮换及小轮换”原则，每周更换部位：腹部→手臂→大腿，注射点间隔1cm

第五节　糖尿病高渗性昏迷的护理

一、病例资料

代某，男，53岁。因“发现意识障碍1天”入院。

现病史：家属诉12月8日9点发现患者于沙发上意识丧失，身边、口周有黄绿色呕吐物，无大小便失禁；近1周饮食欠佳，有大量进食饮料史。

体格检查：T 36.5℃，P 137次/分，R 35次/分，BP 130/105mmHg。SpO_2 60% ,血糖＞33.3mmol/L。患者一般情况差，浅昏迷，双侧瞳孔不等大、等圆，对光反射弱，压眶反射无，呼吸深大。

二、实验室检查

1.血生化检查

结果见表7-5-1。

表7-5-1　血生化检查

检查项目	结果	参考范围
随机血糖	34.7mmol/L	3.9～11.1mmol/L
总蛋白	42.4g/L	60～87g/L
天门冬氨酸氨酸转移酶	99U/L	10～61U/L
肌酐	263μmol/L	40～133μmol/L
尿素氮	24.14mmol/L	2.0～7.1mmol/L
尿酸	1011μmol/L	208～428μmol/L

2.电解质检查

结果见表7-5-2。

表7-5-2　电解质检查

项目名称	结果	参考范围
钠	155.0mmol/L	135～145mmol/L
氯	117.0mmol/L	96～108mmol/L
镁	1.31mmol/L	<1.25mmol/L
钾	2.32mmol/L	3.5～5.3mmol/L

3.尿常规检查

结果见表7-5-3。

表7-5-3　尿常规检查

项目名称	结果	参考范围
红细胞	2875.5μl	0～3μl
隐血	+++	阴性

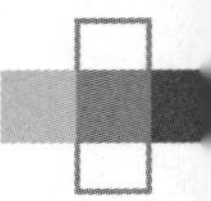

续表

项目名称	结果	参考范围
白细胞	298μl	0～25μl
尿蛋白	+++	阴性
葡萄糖	++++	阴性
酮体	+	阴性

4.动脉血气

结果见表7-5-4。

表7-5-4　动脉血气

检查项目	结果	参考范围
pH	7.41	7.35～7.45
PO_2	100mmHg	80～100mmHg
PCO_2	28mmHg	35～45mmHg
HCO_3^-	24.1mmol/L	-23～+23mmol/L
Na^+	151mmol/L	135～145mmol/L

5.心肌酶、心肌标志物

结果见表7-5-5。

表7-5-5　心肌酶、心肌标志物

项目名称	结果	参考范围
肌酸激酶	1029.0U/L	24～195UL
CK-MB同工酶	8.7μg/L	0～5μg/L
肌红蛋白	>4102.0μg/L	17.4～105.7μg/L
高敏肌钙蛋白I	0.539μg/L	0～0.04μg/L

续表

项目名称	结果	参考范围
N末端前B型钠尿肽	1690ng/L	0～125ng/L
乳酸脱氢酶	938U/L	313～618U/L

6.头部CT

双侧顶叶小缺血灶可能。

7.胸部CT

（1）双肺下叶间质性炎症。

（2）心包少量积液。

三、诊断与治疗

诊断：

（1）2型糖尿病高渗性昏迷

（2）2型糖尿病酮症酸中毒

（3）脓毒性休克

（4）克雷伯杆菌性肺炎

（5）酒精戒断综合征

（6）呼吸衰竭

（7）低蛋白血症

治疗：

（1）维持电解质平衡：静脉补液治疗。

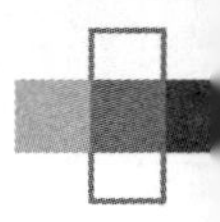

（2）降血糖：门冬胰岛素30注射液，早、晚餐前各8U皮下注射。

（3）抗感染：替加环素注射液、哌拉西林他唑巴坦钠静脉滴注。

（4）抗真菌：醋酸卡泊芬净静脉滴注。

（5）补充营养：中长链脂肪乳静脉滴注。

（6）纠正低蛋白：人血白蛋白注射液静脉滴注。

（7）化痰平喘：盐酸氨溴索注射液、多索茶碱静脉滴注。

四、护理评估

病史评估	家族遗传史：母亲有2型糖尿病 既往史：酒精戒断综合征 用药史：门冬胰岛素30注射液 皮下注射 手术史：无 药物过敏史：无
睡眠	睡眠可，每日睡眠8小时左右
生活习惯及自理能力评估	吸烟、饮酒；患者进食、洗澡、穿衣、修饰部分依赖，大便控制，留置尿管，不可进行床椅转移、上下楼梯，自理能力评分30分，重度依赖（评分依据：表5-1-1，自理能力评估）
跌倒/坠床风险评估	患者意识昏迷，注射门冬胰岛素30，身体虚弱，跌倒/坠床风险评分5分，为高风险（评分依据：表5-1-1，跌倒/坠床评估）
心理及社会状况评估	患者独居，对糖尿病了解不足，依从性差，本次住院由母亲及妹妹陪护，尚能积极配合治疗。医疗费用支付形式：医疗保险，有一定家庭负担

<table>
<tr><th colspan="8">糖尿病患者评估量表</th></tr>
<tr><td>床号</td><td colspan="2">20床</td><td colspan="2">姓名</td><td>代某</td><td>性别</td><td>男</td></tr>
<tr><td>年龄</td><td colspan="2">53岁</td><td colspan="2">入院日期</td><td>2020年12月9日</td><td>职业</td><td>无</td></tr>
<tr><td>最近一次空腹血糖</td><td colspan="2">12.0mmol/L</td><td colspan="2">最近一次餐后2小时血糖</td><td>22.0mmol/L</td><td>糖化血红蛋白</td><td>12.0%</td></tr>
<tr><td>糖尿病并发症</td><td colspan="7">无□　有☑：糖尿病高渗性昏迷；糖尿病酮症酸中毒</td></tr>
<tr><td>身高</td><td>180cm</td><td>体重</td><td>85kg</td><td>血压</td><td>130/105mmHg</td><td>体重指数</td><td>26.23kg/m^2</td></tr>
<tr><td>是否有家族史</td><td colspan="7">是☑　否□</td></tr>
<tr><td>用药方式</td><td colspan="7">口服□　注射☑　口服+注射□　无□
药物名称及频次：门冬胰岛素30注射液8U Bid</td></tr>
<tr><td>是否会注射胰岛素</td><td colspan="7">会□　不会☑　胰岛素治疗___年</td></tr>
<tr><td>饮食偏好</td><td colspan="7">油炸食物☑　烧烤食物□　涮烫食物□　辣味食物☑
甜味食物☑　麻味食物□</td></tr>
<tr><td>运动</td><td colspan="7">是□　否☑
如是，项目为：散步□　太极□　舞蹈□　爬山□　其他□
运动频率：每周 ____次，每次时间________</td></tr>
<tr><td>吸烟</td><td colspan="7">是☑　每天10支　否□</td></tr>
<tr><td>饮酒</td><td colspan="7">是☑　每天 3两　否□</td></tr>
<tr><td>低血糖发生次数</td><td colspan="7">无☑　有□，次数：___________</td></tr>
</table>

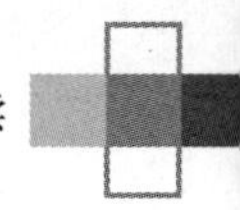

五、主要护理问题

1.组织灌注不足

与严重脱水，血浆渗透压增高有关。

诊断依据：客观资料　血浆渗透压＞320mOsm/L。

2.血糖过高

与胰岛素分泌不足有关。

诊断依据：客观资料　随机血糖 34.7mmol/L。

3.意识障碍

与高血糖引起的酸碱平衡失调有关。

诊断依据：客观资料　随机血糖 34.7mmol/L；pH 7.41。

4.营养失调：低于机体需要量

与患者昏迷无法进食有关。

诊断依据：客观资料　患者入院时意识丧失。

5.感染

与肺部感染、尿路感染有关。

诊断依据：客观资料　肺部CT 双肺下叶间质性炎症；尿常规 白细胞298μl。

6.有皮肤完整性受损的危险

与意识不清、长时间卧床有关。

诊断依据：客观资料　入院时意识丧失；自理能力评分30

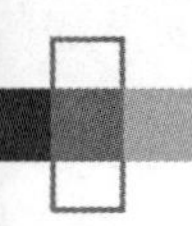

分，重度依赖。

7.潜在并发症

导管相关性感染。

诊断依据：客观资料　留置尿管；锁骨下深静脉置管。

8.知识缺乏

患者及家属缺乏糖尿病自我护理、糖尿病急性并发症护理等相关知识。

诊断依据：客观资料　无糖尿病急病并发症高渗性昏迷的治疗、预后和自我保健知识。

六、护理措施

（一）入院前期

积极治疗急性并发症、高渗性昏迷、酮症酸中毒，降血糖，纠正电解质紊乱，维持酸碱平衡。

1.组织灌注不足的护理

（1）遵医嘱开通2～3条静脉通路快速补液，纠正水、电解质及酸碱平衡紊乱。

（2）病情观察：遵医嘱给予心电监护，吸氧（2～3L/min），每小时监测意识、瞳孔、生命体征、血氧饱和度，观察皮肤弹性及尿量（观察颜色、性状变化），记录24小时出入量，发现异常及时报告医生。

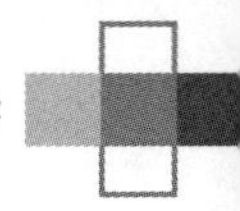

2.高血糖的护理

遵医嘱应用胰岛素降糖，根据血糖值调整胰岛素泵入速率，密切监测血糖、尿糖、尿酮体。

3.意识障碍的护理

（1）密切观察患者意识、瞳孔、神志及生命体征的变化，发现异常及时处理。

（2）每2小时翻身拍背，注意保持患者肢体功能位。

（3）备好吸引装置，保持呼吸道通畅，及时清理呼吸道分泌物。

（二）入院中期

患者意识恢复，高渗状态及酸碱、电解质失衡纠正，控制血糖，积极治疗炎症，改善营养状况，避免潜在并发症发生。

1.营养失调的护理

（1）遵医嘱给予20%脂肪乳注射液及20%人血白蛋白20g静脉滴注补充营养及纠正低蛋白血症。

（2）鼓励患者进食高热量、高蛋白、高纤维、低盐、低脂饮食。

2.感染的护理

（1）加强口腔护理，保持呼吸道通畅，给予翻身拍背，鼓励患者咳嗽排痰。

（2）抗生素治疗；痰培养+药敏示：克雷伯菌肺炎。

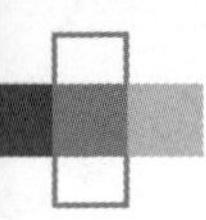

（3）及时上报多重耐药菌感染，床头悬挂接触隔离标识，物品专用，告知家属及陪护，接触患者及物品及时手消，患者产生的所有垃圾均用黄色医疗垃圾袋收集统一处理。

3.有皮肤完整性受损危险的护理

（1）评估患者全身营养状况及皮肤情况，注意保暖。

（2）使用海绵垫，保持床单元平整、清洁。

（3）定时翻身、拍背，给予患者被动肢体运动。

（4）赛肤润按摩受压处皮肤，做好足部护理；床旁交接班。

4.潜在并发症：导管相关性感染的护理

（1）置管时无菌操作，严格执行手卫生。

（2）选择合适的静脉置管穿刺点，定期更换敷贴，有污染及时更换。

（3）妥善固定导管、标识清楚，观察穿刺点周围皮肤情况，注意保护导管密闭性。

（4）输注特殊药物：替加环素、20%脂肪乳注射液等及时冲管。

（5）做好床旁交接班，准确记录置管深度，并及时巡视，避免意外拔管事件发生。

（三）入院后期

患者病情稳定，给予疾病相关指导，做好出院前的健康宣教，有利于帮助患者出院后控制血糖预防急性并发症的出现。

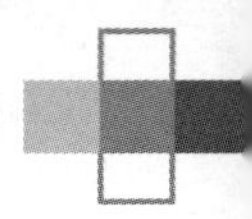

知识缺乏的护理：告知患者及家属糖尿病自我护理的方法，坚持长期用药的重要性，药物的名称、剂量、用法、作用及不良反应等。

七、健康指导

1.疾病指导

告知患者病因及注意事项，冬季注意保暖，防止感染。外出随身携带识别卡，以便发生紧急情况能够得到及时救治。

2.用药指导

告知患者及家属此病的危险性、及时就医的重要性。遵医嘱门诊定期复诊，不能随意增减药物剂量或停药，特别是使用降糖药或胰岛素治疗时更应注意，谨防因饮食摄入不当而引起低血糖发生。

3.病情监测指导

教会患者自测血糖，告知患者自我监测的重要性及低血糖的处理方法。

4.心理指导

患者独居，嘱家属多关心患者的饮食起居及思想动态变化。指导家属配合患者调节情绪，防止精神刺激及情绪剧烈波动。

5.饮食指导

合理控制饮食。告知患者禁止饮酒，注意多喝水，限制进食高糖、高脂食品。多选择高蛋白、高纤维、低盐、低脂饮食。

6.生活指导

规律生活、注意锻炼，保持乐观心态。积极治疗足癣，每晚温水泡脚，涂擦奈替芬酮康唑乳膏，保持双足清洁、干燥。

八、护理评价

1.休克和高渗状态已纠正。

2.出院前血糖控制在6.3～11.2mmol/L。

3.患者意识障碍转为神志清楚，营养逐渐改善，患者住院期间感染已控制。

4.受压部位皮肤完好无破损，肛周骶尾无破溃。

5.未发生导管相关性血流感染。

6.对自身情况、饮食选择有所了解，配合治疗。

九、延续性护理

出院时间	存在问题	指导方法
1周	餐后血糖波动较大	调整饮食结构，少时多餐，多吃蔬菜，遵医嘱按时服药，适量运动，学会自我监测血糖并记录
1个月	如何预防糖尿病高渗性高血糖昏迷?	该病的诱因包括各种感染及应激因素，血糖过高，体液失衡等。应避免呼吸道及泌尿系感染，严格控制血糖

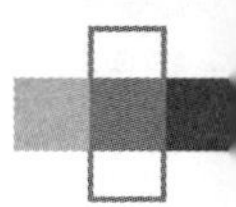

续表

出院时间	存在问题	指导方法
3个月	偶尔出现心慌、手抖、出冷汗，是发生低血糖了吗?	低血糖的症状：乏力、心悸、头晕、出汗等。嘱患者随身携带糖果，有症状时立即监测血糖并进食含糖食物
6个月	如何判断自己是否出现了糖尿病高渗状态?	首先应监测血糖，血糖是否升高，是否出现口渴、多尿、反应迟钝等早期症状，如果出现以上症状应及时就医，做相关检查，避免病情进一步恶化

第六节　低血糖的护理

一、病例资料

刘某，女，81岁。因“发现血糖升高10余年，晕厥1次”入院。

现病史：患者10年前无明显诱因出现多饮、多尿（具体不详），多次测血糖高于正常，诊断为2型糖尿病。曾服用“二甲双胍、美吡达”治疗，现用“精蛋白锌赖脯胰岛素25R注射液早餐前10U、晚餐前10U皮下注射，格列齐特缓释片30mg 口服 Bid”治疗。12月17日空腹血糖 17mmol/L，未测餐后血糖，较劳累，中餐进食量少，由座位站起时出现头晕、眩晕、黑矇，晕倒在地，无大小便失禁，自行恢复意

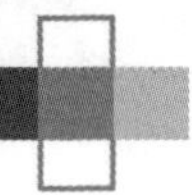

识，家人急诊送入院，测血糖 1.7mmol/L，给予 50% 葡萄糖注射液 40ml 静脉注射，复测血糖 4.2mmol/L。

体格检查：T 36.3℃，P 68次/分，R 20次/分，BP 110/70mmHg，患者神志清楚，反应稍迟钝，双侧瞳孔等大等圆，一般情况欠佳，全身皮肤无黄染、皮疹、瘀斑，浅表淋巴结未触及，双肺呼吸音清，未闻及干湿性啰音，腹软，无压痛及反跳痛，肝脾未触及肿大，肠鸣音6次/分，双下肢无水肿。

二、实验室检查

1.血生化检查

结果见表7-6-1。

表7-6-1 血生化检查

检查项目	结果	参考范围
空腹血糖	1.51mmol/L	3.9～6.1mmol/L
糖化血红蛋白	8.2%	<7.0%
钾	3.4mmol/L	3.5～5.5mmol/L
钠	135mmol/L	135～145mmol/L
氯	95.5mmol/L	95～110mmol/L

2.胰岛素C肽释放试验

结果见表7-6-2。

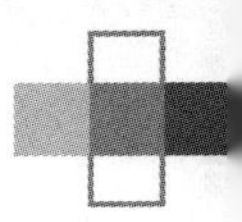

表7-6-2 胰岛素C肽释放试验

项目名称	结果	参考范围	单位
空腹C肽	0.69	0.55～4.6	ng/ml
C肽（0.5小时）	0.71	3.05～11.86	ng/ml
C肽（1.0小时）	1.60	2.86～10.3	ng/ml
C肽（2.0小时）	2.45	2.66～9.34	ng/ml
C肽（3.0小时）	2.17	0.55～4.6	ng/ml

3.头颅CT

双侧侧脑室旁见多发点状密度影。

4.感觉阈值测定

示重度风险。

5.动态血压

最高血压153/73mmHg,最低血压100/38mmHg,24小时平均血压121/54mmHg，提示血压在正常范围内。

三、诊断与治疗

诊断：

（1）2型糖尿病性低血糖昏迷

（2）陈旧性脑梗死

治疗：

（1）降糖：精蛋白锌赖脯胰岛素25R注射液早餐前10U、晚餐前10U皮下注射；阿卡波糖片50mg 口服 Tid；格列齐特缓

释片60mg 口服 Qd。

（2）营养神经血管：脑苷肌肽、天麻素注射液静脉滴注。

（3）活血化瘀：血塞通静脉滴注。

四、护理评估

病史评估	无家族遗传史 既往史：2型糖尿病10年 用药史：精蛋白锌赖脯胰岛素25R注射液早餐前10U、晚餐前10U皮下注射，格列齐特缓释片30mg 口服 Bid 手术史：无 药物过敏史：无
睡眠	差，每日睡眠5小时左右
生活习惯及自理能力评估	无吸烟史及饮酒史，患者可独立进食、穿衣、修饰，大小便可控制，洗澡、上下楼梯、步行及如厕需协助，自理能力评分80分，生活轻度依赖（评分依据：表5-1-1，自理能力评估）
跌倒/坠床风险评估	患者高龄，视觉、听觉退化，乏力虚弱，注射精蛋白锌赖脯胰岛素25R注射液，口服降糖药（阿卡波糖片、格列齐特缓释片），跌倒/坠床风险评分4分，为高风险（评分依据：表5-1-1，跌倒/坠床评估）
心理及社会状况评估	患者为市医保，家庭经济情况好，子女照顾；担心低血糖再次发生

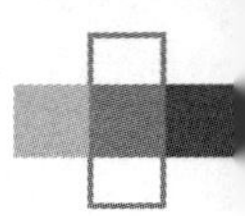

<table>
<tr><th colspan="8">糖尿病患者评估量表</th></tr>
<tr><td>床号</td><td>10床</td><td colspan="2">姓名</td><td colspan="2">刘某</td><td>性别</td><td>女</td></tr>
<tr><td>年龄</td><td>81岁</td><td colspan="2">入院日期</td><td colspan="2">2020年12月17日</td><td>职业</td><td>退休</td></tr>
<tr><td>最近一次空腹血糖</td><td>4.0mmol/L</td><td colspan="2">最近一次餐后2小时血糖</td><td colspan="2">11.0mmol/L</td><td>糖化血红蛋白</td><td>8.2%</td></tr>
<tr><td>糖尿病并发症</td><td colspan="7">无□　有☑：低血糖昏迷</td></tr>
<tr><td>身高</td><td>158cm</td><td>体重</td><td>58kg</td><td>血压</td><td>110/70mmHg</td><td>体重指数</td><td>23.2kg/m²</td></tr>
<tr><td>是否有家族史</td><td colspan="7">是□　否☑</td></tr>
<tr><td>用药方式</td><td colspan="7">口服□　注射□　口服+注射☑　无□
药物名称及频次：精蛋白锌赖脯胰岛素25R 注射液早餐前10U、晚餐前10U皮下注射，格列齐特缓释片30mg 口服 Bid</td></tr>
<tr><td>是否会注射胰岛素</td><td colspan="7">会☑　不会□　胰岛素治疗 10 年</td></tr>
<tr><td>饮食偏好</td><td colspan="7">油炸食物□　烧烤食物□　涮烫食物□　辣味食物□
甜味食物☑　麻味食物□</td></tr>
<tr><td>运动</td><td colspan="7">是□　否☑
如是，项目为：散步□　太极□　舞蹈□　爬山□　其他□
运动频率：每周____次，每次时间________</td></tr>
<tr><td>吸烟</td><td colspan="7">是□　否☑</td></tr>
<tr><td>饮酒</td><td colspan="7">是□　否☑</td></tr>
<tr><td>低血糖发生次数</td><td colspan="7">无□　有☑，次数：1次</td></tr>
</table>

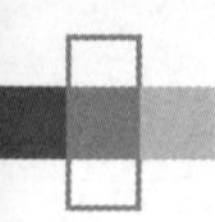

五、主要护理问题

1.活动无耐力

与患者进食量少、低血糖时能量供给不足有关。

诊断依据：主观资料 患者病程中乏力、纳差。

2.血糖控制不佳 与未规律监测血糖有关。

诊断依据：客观资料 患者空腹血糖1.7mmol/L、餐后2小时血糖11.0mmol/L、糖化血红蛋白 8.2%。

3.有受伤的危险

与低血糖发作时头晕、站立不稳有关。

诊断依据：客观资料 患者跌倒/坠床风险评分4分，为高风险。

4.焦虑

与血糖控制不理想、病情反复有关。

诊断依据：主观资料 患者担心血糖控制不稳定，再发低血糖。

5.知识缺乏

缺乏低血糖急救知识。

诊断依据：主观资料 患者未规律监测血糖，发生低血糖时缺乏自救知识。

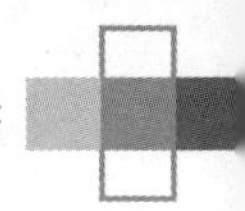

六、护理措施

1.病情监测

给予1级护理，每小时巡视观察患者意识情况，遵医嘱给予遥测心电监护，心率波动于60～85次/分，为窦性律；鼻导管吸氧（2～3L/min），血氧饱和度93%～95%。

2.饮食护理

给予患者糖尿病饮食指导，为患者定制三餐（能量1450～1740kcal），指导患者进食顺序：淡汤、蔬菜、肉类、主食，注意细嚼慢咽，饱餐后1小时内休息，避免运动。

3.安全管理

给予患者双侧床栏保护，下地行走时穿防滑拖鞋，遵医嘱24小时留陪护，患者头晕乏力时使用坐便器，若进入卫生间时需要护士或陪护及时协助；嘱患者在晨间病区打扫时避免在走廊上活动，防止地湿滑倒。

4.规范注射

告知患者精蛋白锌赖脯胰岛素25R注射液为短效与中效的混悬制剂，短效胰岛素具有吸收快、起效快等作用，必须注射后进食，注射时可选择腹部、上臂轮换，应用75%酒精规范消毒，注射后停留足够时间再拔出；针头为一次性物品，不可反复使用。

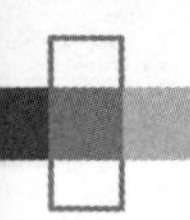

5.适度运动

因其平素无规律、坚持的自主运动习惯，当患者血糖稳定时鼓励其进行循序渐进的活动，如晚餐后散步15分钟，无不适症状后可逐日递增5分钟；外出时结伴运动，穿着舒适鞋袜，随身携带巧克力等含糖食物。在运动前须监测血糖，当血糖>13.9mmol/L时建议休息片刻；当血糖<5.5mmol/L时，建议再进食15g糖类。

6.心理护理

加强与患者的有效沟通，取得患者信任，询问患者每日饮食、休息、睡眠等情况，耐心倾听并解答患者疑虑，鼓励患者与同室病友沟通交流。

7.低血糖的预防

告知患者低血糖的症状及应对措施，注射胰岛素后观察进食情况，加强巡视并定时监测血糖，判断患者意识、行为有无改变，嘱其外出运动时随身携带含糖食物，如巧克力、水果软糖等；随身准备好急救卡片，注明疾病名称、紧急联系电话及食物放置位置，当血糖低于3.9mmol/L时，遵循低血糖处理流程，协助进食或口服50%葡萄糖注射液20ml，15分钟后复测血糖。

8. 知识宣教

耐心向患者及家属讲解低血糖的诊断标准、临床表现、对

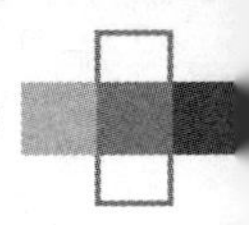

身体的影响，如住院期间感头晕、心慌等不适症状及时呼叫，将呼叫器放置于患者易触碰的位置。

七、健康指导

1.疾病预防指导

指导患者健康的生活方式，合理膳食，不能为了追求血糖值而一味减少主食量，选择正确的进餐时间，要定时、定量进餐，如自觉头晕、心悸时要及时自测血糖，当血糖值偏低时暂停注射餐前胰岛素。

2.疾病知识指导

患者和家属了解糖尿病及急性并发症的相关知识，说明自我血糖监测的重要性，强调糖尿病急性并发症的危害及应急处理办法，掌握低血糖的临床表现，如头晕、心悸、出汗、手抖，甚至意识障碍。

3.病情监测指导

定时监测并记录血糖、定期复查糖化血红蛋白、尿常规、肝肾功能等，如发现血糖过高或过低应及时到院随诊，重新调整胰岛素用量，或更改治疗方案。

4.用药与自我护理指导

让患者掌握胰岛素注射的不良反应及注射胰岛素的方法，低血糖反应的观察及处理。

八、护理评价

1.低血糖已纠正，血糖指标控制满意。

2.无低血糖发生。

3.患者掌握胰岛素注射及低血糖的急救方法，并主动配合治疗。

4.患者能自主活动，户外散步、适度运动锻炼。

九、延续性护理

出院时间	存在问题	指导方法
1周	外出就餐时未带胰岛素笔，回来时补打吗？	告知患者外出时携带赖脯胰岛素笔，确保餐时准确注射；如果早餐前忘记注射胰岛素，也可在餐后立即补注，其间要注意监测血糖，必要时中间加餐，如果想起来时已快到中午，应检查午餐前血糖，当超过10mmol/L时可以在午餐前临时注射一次短效人胰岛素或速效胰岛素类似物，切不可将早晚两次精蛋白锌赖脯胰岛素25R注射液合并成一次在晚餐前注射
1个月	发生低血糖时可以吃土豆吗？	告知患者口服药阿卡波糖是通过抑制糖类在小肠上部的吸收而降低餐后血糖，如果吃土豆纠正低血糖效果差，应使用蜂蜜或葡萄糖
3个月	每日注射2次精蛋白锌赖脯胰岛素25R注射液，可否减少剂量或停止胰岛素注射？	指导患者规律监测血糖，并记录，若血糖控制平稳，可至门诊随访，复查糖化血红蛋白、胰岛素C肽，在医生指导下，调整胰岛素用量，不能私自停止胰岛素注射

续表

出院时间	存在问题	指导方法
6个月	如何区分头晕是由低血糖引起，还是其他原因导致？	头晕时先自测血糖，若血糖值在正常范围内，则用血压计测量血压，每次固定体位和测量部位，比较两个数值的异常，如血糖、血压均正常，头晕频繁出现，建议至医院进一步行相关检查

第七节 糖尿病肾病的护理

一、病例资料

沈某，男，45岁,自由职业者。因“口干、多饮、多尿10年，双下肢水肿半个月余”入院。

现病史：患者10年前因口干、多饮、多尿诊断为2型糖尿病，曾用“消渴丸+二甲双胍”治疗，空腹血糖9.0～10.0mmol/L，餐后血糖12.0～14.0mmol/L。

体格检查：T 36.4℃，P 82次/分，R 19次/分，BP 140/90mmHg。患者神志清楚，精神一般，呼吸平稳，无咳嗽、咳痰，心率 82次/分，律齐，双肺呼吸音粗。皮肤黏膜未见黄染，颈静脉无怒张，腹软，无压痛，移动性浊音（–），肝脾肋下未及；双下肢中度水肿，可触及足背动脉搏动。

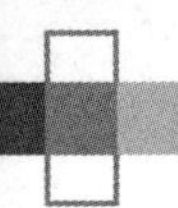

二、实验室检查

1.血生化检查

结果见表7-7-1。

表7-7-1　血生化检查

检查项目	结果	参考范围
空腹血糖	6.47mmol/L	3.9～6.1mmol/L
糖化血红蛋白	8.36%	<7.0%
尿酸	458μmol/ L	208～428μmol/L
肌酐	96μmol/L	40～133μmol/L
尿微量白蛋白	181.27mg/L	0～20mg/L
尿微量白蛋白/尿肌酐	85.79mg/g	0～24mg/g
24小时尿蛋白	3.41g	0～0.2g

2. 胰岛素C肽释放试验

结果见表7-7-2。

表7-7-2　胰岛素C肽释放试验

项目名称	结果	参考范围	单位
空腹胰岛素	6.82	4.03～23.46	μIU/ml
餐后0.5小时胰岛素	11.28	2～30.5	μIU/ml
餐后1小时胰岛素	14.98	15～120	μIU/ml
餐后2小时胰岛素	17.47	11.5～99.6	μIU/ml
餐后3小时胰岛素	19.57	2～30.5	μIU/ml
空腹C肽	0.68	0.55～4.6	ng/ml

续表

项目名称	结果	参考范围	单位
C肽（0.5小时）	1.33	3.05～11.86	ng/ml
C肽（1.0小时）	1.75	2.86～10.3	ng/ml
C肽（2.0小时）	1.96	2.66～9.34	ng/ml
C肽（3.0小时）	2.39	0.55～4.6	ng/ml

3.腹部彩超

右肾小囊肿，左肾未见明显异常。

4.肾动态显像（ECT检查）

双侧肾功能轻度异常；双肾肾小球滤过率（GFR）轻度异常（左侧37.53ml/min，右侧39.24ml/min）。

5. 震动感觉阈值（VPT）检查——足部感觉神经

浅感觉（小纤维神经病变）有轻度/中度受损，右足VPT值为20.0V，左足VPT值为15.5V，提示有轻/中度神经病变风险。

三、诊断与治疗

诊断：

（1）2型糖尿病肾病Ⅲ期

（2）高血压3级 很高危

（3）高尿酸血症

（4）右肾小囊肿

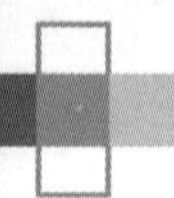

治疗：

（1）降血糖：达格列净片10mg口服Qd；谷赖胰岛素注射液三餐前8U皮下注射；甘精胰岛素注射液睡前8U皮下注射。

（2）降血压：厄贝沙坦片150mg口服Bid；美托洛尔缓释片47.5mg口服Qd。

四、护理评估

病史评估	家族遗传史：姐姐患有2型糖尿病 既往史：2型糖尿病10年、高血压1年 用药史：口服“消渴丸+二甲双胍”、厄贝沙坦、硝苯地平控释片 手术史：2018年行“脓胸引流术” 药物过敏史：无
睡眠	睡眠可，每日睡眠8小时左右
生活习惯及自理能力评估	吸烟、饮酒；患者可独立进食、洗澡、穿衣、修饰，大小便可控制，可自己进行床椅转移、上下楼梯，自理能力评分100分，无需依赖，生活自理（评分依据：表5-1-1，自理能力评估）
跌倒/坠床风险评估	患者服用降糖药（厄贝沙坦片、硝苯地平控释片）、降糖药（消渴丸、二甲双胍），视觉退化，跌倒/坠床风险评分2分，为低风险（评分依据：表5-1-1，跌倒/坠床评估）
心理及社会状况评估	患者因双下肢水肿，不了解糖尿病肾病的预后，感到焦虑；心理应激反应：此次住院对日常生活影响较小，妻子可以在身边照顾，尚能积极配合治疗。医疗费用支付形式：医疗保险，家庭无经济负担

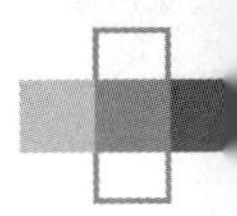

<table>
<tr><th colspan="8">糖尿病患者评估量表</th></tr>
<tr><td>床号</td><td colspan="2">35床</td><td>姓名</td><td colspan="2">沈某</td><td>性别</td><td>男</td></tr>
<tr><td>年龄</td><td colspan="2">45岁</td><td>入院日期</td><td colspan="2">2020年7月5日</td><td>职业</td><td>自由职业者</td></tr>
<tr><td>最近一次空腹血糖</td><td colspan="2">9.5mmol/L</td><td>最近一次餐后2小时血糖</td><td colspan="2">13.2mmol/L</td><td>糖化血红蛋白</td><td>8.36%</td></tr>
<tr><td>糖尿病并发症</td><td colspan="7">无□　有☑：糖尿病肾病</td></tr>
<tr><td>身高</td><td>175cm</td><td>体重</td><td>75kg</td><td>血压</td><td>140/90mmHg</td><td>体重指数</td><td>24.49kg/m^2</td></tr>
<tr><td>是否有家族史</td><td colspan="7">是☑　否□</td></tr>
<tr><td>用药方式</td><td colspan="7">口服☑　注射□　口服+注射□　无□
药物名称及频次：消渴丸 5丸/次　Tid
二甲双胍500mg　Bid</td></tr>
<tr><td>是否会注射胰岛素</td><td colspan="7">会☑　不会□　胰岛素治疗 5 年</td></tr>
<tr><td>饮食偏好</td><td colspan="7">油炸食物☑　烧烤食物□　涮烫食物□　辣味食物☑
甜味食物□　麻味食物□</td></tr>
<tr><td>运动</td><td colspan="7">是□　否☑
如是，项目为：散步□　太极□　舞蹈□　爬山□　其他□
运动频率：每周 ____次，每次时间________</td></tr>
<tr><td>吸烟</td><td colspan="7">是☑　每天10支　否□</td></tr>
<tr><td>饮酒</td><td colspan="7">是☑　每天 2 两　否□</td></tr>
<tr><td>低血糖发生次数</td><td colspan="7">无☑　有□，次数：___</td></tr>
</table>

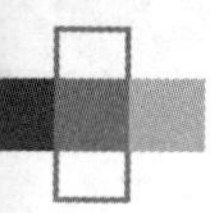

五、主要护理问题

1.体液过多

与糖尿病肾病水钠潴留有关。

诊断依据：客观资料　双下肢中度水肿。

2.营养失调：低于机体需要量

与大量蛋白丢失、限制饮食有关。

诊断依据：主观资料　患者因担心血糖高，进食量少。

3.焦虑

与对病情不了解，担心预后有关。

诊断依据：客观资料　双下肢中度水肿。

主观资料　患者对病情不了解，不了解糖尿病肾病的预后。

4.知识缺乏

患者缺乏糖尿病肾病治疗方法和自我保健等知识。

诊断依据：主观资料　希望知道有关糖尿病肾病的治疗、预后和自我保健等知识。

客观资料　没有有关糖尿病肾病的治疗、预后和自我保健的知识。

5.潜在并发症

低血糖、糖尿病足等。

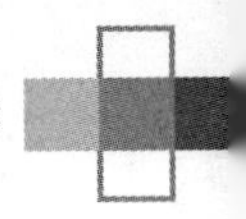

诊断依据：客观资料 震动感觉阈值（VPT）检查——足部感觉神经—浅感觉（小纤维神经病变）有轻度/中度受损。

主观资料 患者不知道低血糖的症状及糖尿病患者的足部日常保健知识。

六、护理措施

1.病情监测

监测体重，准确记录24小时出入量，观察尿量、颜色、性状变化，有异常及时报告医生；告知患者限制水的摄入，水的摄入量应控制在前一日尿量加500ml为宜；观察患者血压、水肿、尿检结果及肾功能变化，如有少尿、水肿、高血压等症状，应及时报告医生给予相应处理。

2.饮食护理

（1）以“限量保质”为原则，以高生物效价的动物蛋白为主，如鸡蛋、牛奶、鱼、瘦肉等。

（2）保证膳食中糖类的摄入，控制血糖，提供足够热量以减少自体蛋白质的分解，以免发生营养不良。

（3）限制钠摄入，每天膳食中钠的摄入量应低于3g。

（4）补充充足的维生素和微量元素，多吃水果、蔬菜。

3.心理护理

耐心向患者讲解糖尿病肾病相关知识及预后，安慰患者，鼓

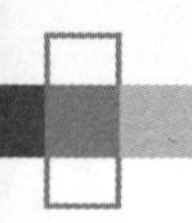

励其讲出心中的感受，必要时家属陪伴以消除其焦虑情绪；给患者讲解抬高双下肢的重要性及必要性，穿宽松、柔软的鞋袜。

4.健康教育

应用多种教育方式，如通过糖尿病看图对话、食物模型、同伴教育、成功案例讲解等方式向患者宣教糖尿病肾病的治疗、预后及日常保健知识。

5.并发症预防

注意个人卫生，告知患者低血糖的症状及应对措施，外出运动时随身携带含糖食物；每日检查足部，足浴时避免水温过高，防止烫伤；剪指（趾）甲时避免修剪过短。

七、健康指导

1.疾病预防指导

指导患者改变不健康的生活方式，合理膳食，多进食高生物效价的动物蛋白，积极参加适当的运动锻炼；生活规律，戒烟限酒，注意个人卫生。

2.疾病知识指导

患者和家属了解疾病相关知识，提高患者对治疗的依从性。

3.病情监测指导

定期进行微量白蛋白、血糖、血压、血脂、糖化血红蛋白等的监测。

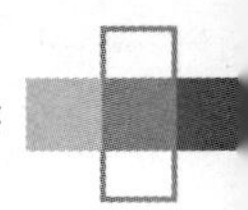

4.用药与自我护理指导

让患者掌握口服降糖药的方法及不良反应、注射胰岛素的方法、低血糖反应的观察及处理，以保证药物的最佳疗效等。

八、护理评价

1.血糖、血压指标控制满意：空腹血糖波动于5.5～7.0mmol/L，餐前血糖波动于5.3～7.8mmol/L；餐后2小时血糖波动于6.4～8.5mmol/L；血压波动于120～130/ 80～90mmHg。

2.无组织器官感染发生，无低血糖发生。

3.患者对治疗有信心，并主动配合治疗。

九、延续性护理

出院时间	存在问题	指导方法
1周	不清楚胰岛素的保存方式及效期	1.告知患者未开封的胰岛素放于2～8℃的冰箱冷藏室内储存，并严格遵循产品保质期；将胰岛素产品从冰箱取出后，须放置室温后使用 2.已开封的胰岛素在室温（30℃以下）保存，不同产品储存条件请参考产品说明书，避免光照和过热，并在4～6周内用完
1个月	血糖平稳后需要每天监测血糖吗？	指导患者血糖平稳时可减少血糖监测频率，每天监测1～4次。在复查的前一天监测7次：三餐前、三餐后及睡前监测血糖

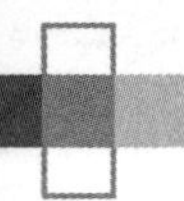

续表

出院时间	存在问题	指导方法
3个月	运动时偶尔出现心慌、手抖、出冷汗，是发生了低血糖吗？	讲解低血糖的症状：乏力、心悸、头晕、出汗等。嘱患者运动时随身携带糖果，有症状时立即监测血糖并进食含糖食物
6个月	患者目前空腹血糖波动于4.5～6.3mmol/L，餐后2小时血糖波动于5.5～8.0mmol/L，是否可以停用胰岛素改口服降糖药？	带血糖监测数据及其他检查结果至门诊随访；医生将根据血糖值调整胰岛素用量，暂不停用胰岛素治疗

第八节　糖尿病周围神经病变的护理

一、病例资料

栗某，男，85岁，退休工人。因“口干、多饮、多尿13年，下肢疼痛3年余”入院。

现病史：患者13年前因口干、多饮、多尿症状诊断为2型糖尿病，现用甘精胰岛素注射液皮下注射及阿卡波糖片、瑞格列奈片口服降糖，血糖控制可。近2个月无明显诱因出现四肢肢端麻木刺痛。

体格检查：T 36.0℃，P 86次/分，R 20次/分，BP 120/80mmHg。患者神志清楚，一般情况可，皮肤巩膜无黄染，

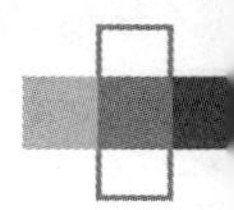

全身浅表淋巴结未触及肿大，双肺呼吸音清，未闻及干湿性啰音，腹平软，全腹无压痛，肝右肋下未触及，肠鸣音 3 次 / 分，四肢肌力正常。全身皮肤无破溃，左下肢轻度水肿，右下肢无水肿，双侧足背动脉可触及。

二、实验室检查

1.血生化检查

结果见表7-8-1。

表7-8-1 血生化检查

检查项目	结果	参考范围
空腹血糖	3.97mmol/L	3.9～6.1mmol/L
糖化血红蛋白	6.62%	<7.0%
尿酸	294μmol/L	208～428μmol/L
肌酐	62μmol/L	40～133μmol/L
游离PSA/总PSA	0.08	＞0.15
高密度脂蛋白	0.76mmol/L	0.78～2.2mmol/L
动脉硬化指数	4.28	1.05～3.2

2. 胰岛素C肽释放试验

结果见表7-8-2。

表7-8-2 胰岛素C肽释放试验

项目名称	结果	参考范围	单位
空腹胰岛素	30.97	4.03～23.46	μIU/ml
餐后0.5小时胰岛素	37.84	2～30.5	μIU/ml
餐后1小时胰岛素	48.05	15～120	μIU/ml
餐后2小时胰岛素	70.14	11.5～99.6	μIU/ml
餐后3小时胰岛素	48.37	2～30.5	μIU/ml
空腹C肽	3.72	0.55～4.6	ng/ml
C肽（0.5小时）	4.90	3.05～11.86	ng/ml
C肽（1.0小时）	7.22	2.86～10.3	ng/ml
C肽（2.0小时）	9.90	2.66～9.34	ng/ml
C肽（3.0小时）	6.30	0.55～4.6	ng/ml

3.腹部彩超

肝左叶实性结节——血管瘤可能；双肾囊肿；胆、胰、脾、膀胱、前列腺未见明显异常。

4.心脏彩超

（1）主动脉内径增宽。

（2）三尖瓣轻度关闭不全，主动脉瓣、二尖瓣关闭不全。

（3）左心室舒张功能降低。

5.震动感觉阈值（VPT）检查——足部感觉神经

浅感觉（小纤维神经病变）有轻度/中度受损，右足VPT值为15.6V，左足VPT值为13.1V。

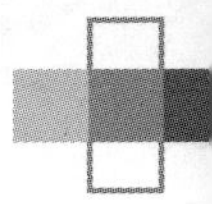

6.眼底检查

透光欠佳，可见部分眼底动脉硬化，未见出血渗出。

7.动脉血管检查

下肢血管堵塞状况（ABI指数） 右下肢1.06 、左下肢1.04；baPWV提示大血管硬度较健康同龄人硬。

8.双下肢血管超声

双下肢股动脉、股深动脉、股浅动脉、腘动脉、胫前动脉、胫后动脉、腓动脉、足背动脉内中膜增厚，较多、较大硬化斑块形成；双下肢股静脉、股深静脉、股浅静脉、腘静脉、胫前静脉、胫后静脉、腓静脉、大隐静脉、小隐静脉管腔内未见明显异常。

9.肌电图

右侧尺运动神经传导速度减慢；右侧正中运动神经传导速度减慢；左、右侧胫后运动神经传导速度减慢。

三、诊断与治疗

诊断：

（1）2型糖尿病性周围神经病变

（2）高血压3级 很高危

（3）前列腺恶性肿瘤术后

治疗：

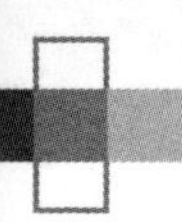

（1）降血糖：阿卡波糖片50mg口服Tid；瑞格列奈片 1mg 口服Tid；甘精胰岛素注射液睡前7U皮下注射。

（2）活血化瘀、营养神经血管：前列地尔针10μg 静脉滴注 Qd；硫辛酸针0.45g 静脉滴注 Qd；甲钴胺片 0.5mg 口服 Tid；依帕司他片 50mg 口服 Tid。

四、护理评估

病史评估	家族遗传史：无 既往史：2型糖尿病13年、高血压10年 用药史：口服阿卡波糖片、瑞格列奈片，皮下注射甘精胰岛素 手术史：2019年行前列腺癌根治手术、右腹股沟疝手术 药物过敏史：无
睡眠	睡眠差，每日睡眠5小时左右
生活习惯及自理能力评估	无吸烟、饮酒；患者可独立进食、洗澡、穿衣、修饰，大小便可控制，可自己进行床椅转移；上下楼梯需部分帮助，自理能力评分95分，轻度依赖（评分依据：表5-1-1，自理能力评估）
跌倒/坠床风险评估	患者服用降糖药（阿卡波糖片、瑞格列奈片），视觉退化，年龄≥65岁，半年前跌倒一次，跌倒/坠床风险评分4分，为高风险（评分依据：表5-1-1，跌倒/坠床评估）
心理及社会状况评估	患者因双下肢疼痛、麻木，影响睡眠，感到焦虑；心理应激反应：此次住院对日常生活影响较大，儿子不能在身边照顾，但能积极配合治疗。医疗费用支付形式：医疗保险，家庭无经济负担

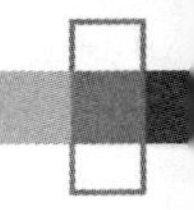

<table>
<tr><th colspan="12">糖尿病患者评估量表</th></tr>
<tr><td colspan="2">床号</td><td colspan="2">25床</td><td colspan="2">姓名</td><td colspan="2">贾某</td><td colspan="2">性别</td><td colspan="2">男</td></tr>
<tr><td colspan="2">年龄</td><td colspan="2">85岁</td><td colspan="2">入院日期</td><td colspan="2">2020年4月10日</td><td colspan="2">职业</td><td colspan="2">退休人员</td></tr>
<tr><td colspan="2">最近一次空腹血糖</td><td colspan="2">5.5mmol/L</td><td colspan="2">最近一次餐后2小时血糖</td><td colspan="2">10.0mmol/L</td><td colspan="2">糖化血红蛋白</td><td colspan="2">6.62%</td></tr>
<tr><td colspan="2">糖尿病并发症</td><td colspan="10">无☐ 有☑：糖尿病性周围神经病变</td></tr>
<tr><td>身高</td><td>165cm</td><td>体重</td><td>60kg</td><td>血压</td><td>120/80mmHg</td><td>体重指数</td><td>22.03kg/m²</td></tr>
<tr><td colspan="2">是否有家族史</td><td colspan="10">是☐ 否☑</td></tr>
<tr><td colspan="2">用药方式</td><td colspan="10">口服☐ 注射☐ 口服+注射☑ 无☐
药物名称及频次：阿卡波糖片50mg/次Tid
瑞格列奈片1mg/次Tid
甘精胰岛素注射液睡前7U皮下注射</td></tr>
<tr><td colspan="2">是否会注射胰岛素</td><td colspan="10">会☑ 不会☐ 胰岛素治疗 10 年</td></tr>
<tr><td colspan="2">饮食偏好</td><td colspan="10">油炸食物☐ 烧烤食物☐ 涮烫食物☐ 辣味食物☐
甜味食物☑ 麻味食物☐</td></tr>
<tr><td colspan="2">运动</td><td colspan="10">是☑ 否☐
如是，项目为：散步☑ 太极☐ 舞蹈☐ 爬山☐ 其他☐
运动频率：每周 3 次，每次时间 30分钟</td></tr>
<tr><td colspan="2">吸烟</td><td colspan="10">是☐ 每天____ 否☑</td></tr>
<tr><td colspan="2">饮酒</td><td colspan="10">是☐ 每天____ 否☑</td></tr>
<tr><td colspan="2">低血糖发生次数</td><td colspan="10">无☐ 有☑，次数：3次</td></tr>
</table>

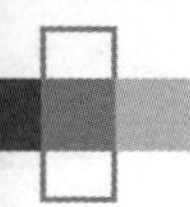

五、主要护理问题

1.疼痛

与下肢疼痛有关。

诊断依据：主观资料　患者诉双下肢疼痛。

2.营养失调：低于机体需要量

与体内胰岛素不足，葡萄糖不充分利用或饮食控制不当有关。

诊断依据：主观资料　患者因担心血糖高，进食量少。

3.舒适改变

与下肢疼痛、麻木有关。

诊断依据：主观资料　患者诉下肢疼痛、麻木，影响睡眠，每日睡眠5小时。

4.焦虑

与糖尿病病程长、患者担心疾病预后和无人在医院照顾有关。

诊断依据：客观资料　患者糖尿病13年；儿子要上班，无人在医院照顾。

主观资料　患者不了解糖尿病性周围神经病变的预后。

5.潜在并发症

低血糖、糖尿病足、视网膜病变等。

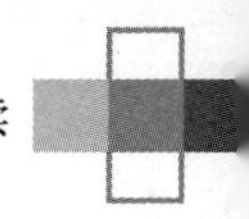

诊断依据：客观资料　震动感觉阈值（VPT）检查—足部感觉神经：浅感觉（小纤维神经病变）有轻度/中度受损；眼底检查：透光欠佳，可见部分眼底动脉硬化，未见出血渗出。

主观资料　患者缺乏足部日常保健知识；主诉曾发生低血糖3次。

六、护理措施

1.遵医嘱给予营养神经药物，并应用疼痛评估量表动态评估患者疼痛情况；给予心理护理，必要时遵医嘱给予镇痛药物止痛，并观察用药后效果。

2.根据患者的饮食喜好及营养水平为其制订饮食方案，保证热量的摄入，少食多餐，禁暴饮暴食及食用辛辣、生冷食物，同时保证营养搭配的合理，确保微量元素、蛋白质和脂肪的摄入。

3.指导患者于餐后1小时进行30～60分钟中等强度的有氧运动，如散步、快走等，运动量以微微出汗为宜，每周运动至少5次。运动时最好有人陪伴，备好急救卡和糖果，运动间歇期间适当饮水或加餐，防止低血糖，并配合手指伸展、肢体屈伸、踮脚、踢腿运动，以促进肢体血液循环。

4.耐心向患者讲解糖尿病性周围神经病变相关知识及预后，介绍成功案例，安慰患者，鼓励其讲出心中的感受；与家属沟

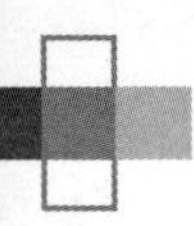

通，家属在医院照护患者或请陪护人员照护；安排有助于睡眠/休息的环境，帮助患者养成良好的入睡习惯和方式。

5.遵医嘱用药。静脉输液时尽量做到一针见血，避免药液外渗，注意保护患者的血管。

6.为患者讲解足部护理对糖尿病的重要性及如何进行足部护理：鞋袜要宽松、透气性好，避免赤脚，保持足部皮肤润滑，减少因皮肤干燥而出现皲裂，每天数次足部按摩，动作要轻，从足尖向上按摩，以利于血液循环；每日检查足部，足浴时避免水温过高，防止烫伤；剪指（趾）甲时避免修剪过短。

7.告知患者低血糖的症状及应对措施，外出运动时随身携带含糖食物；定期进行眼底检查。

七、健康指导

1.疾病预防指导

指导患者合理膳食，积极参加适当的运动锻炼；生活规律，注意个人卫生。

2.疾病知识指导

患者和家属了解疾病相关知识，提高患者对治疗的依从性。

3.病情监测指导

定期进行血糖、血压、血脂、糖化血红蛋白、感觉阈值测定等的监测。

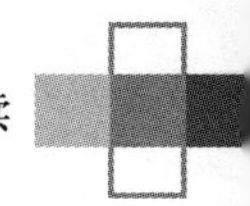

4.用药与自我护理指导

让患者掌握口服降糖药的方法及不良反应、注射胰岛素的方法、低血糖反应的观察及处理，以保证药物的最佳疗效等。

八、护理评价

1.血糖、血压指标控制满意：空腹血糖波动于5.0～ 7.0mmol/L，餐前血糖波动于5.5～7.8mmol/L；餐后2小时血糖波动于6.4～8.5mmol/L；血压波动于120～140/70～ 90mmHg。

2.无低血糖、足部溃疡及其他并发症的发生。

3.患者对治疗有信心，并主动配合治疗。

九、延续性护理

出院时间	存在问题	指导方法
1周	周围神经病变的表现有哪些?	如果周围感觉神经受累，临床常表现为肢端感觉异常，分布如袜子或手套状，伴麻木感，有一种麻木部分的肢体不属于自己的感觉。双足麻木常表现为走路时双足像踩在棉花上一样，而双手麻木则表现为不能辨别物体的形状。有时伴痛觉过敏，出现针刺样或灼烧样疼痛，即使在休息时也会感觉疼痛。周围运动神经病变比较少见，一般出现在疾病的后期。一旦患有运动神经病变，可以出现肌肉萎缩、无力，不能随心所欲地活动等症状

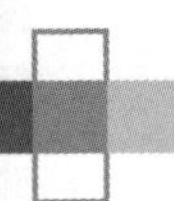

续表

出院时间	存在问题	指导方法
1个月	能吃水果吗？	血糖控制好时，可以吃含糖量低的水果，如苹果、梨、橘子、橙子等，但量不宜过多；吃水果的时间应在两餐之间
3个月	洗脚时发现足部有一破溃如何处理？	先用消毒剂彻底清洁破溃处，保持破溃处皮肤清洁、干燥，避免使用刺激性药物涂擦；若破溃处2～3天无愈合，应尽早就医。切勿在没有医护人员指导下自行处理
6个月	如何避免经常便秘、腹胀的现象？	向患者讲解便秘、腹胀是糖尿病性周围神经病变的表现。平时要多吃蔬菜，蔬菜的量是主食的3倍，适当运动，多饮水，并控制好血糖

第九节　糖尿病足的护理

一、病例资料

牛某，男，73岁。因“发现血糖升高20年，双足背水肿1周，四肢水疱破溃4天”入院。

现病史：1周前无明显诱因出现双足背水肿，自行服用利尿药后双足背水肿较前好转，但双手、双足背、左侧胫前逐渐出现水疱，4天前，水疱破溃及流液。

体格检查：T 36.6℃，P 76次/分，R 19次/分，BP 120/60mmHg 。患者发病以来，精神饮食可，病程中伴四肢麻木，大便正常，小便多，体重无明显改变。

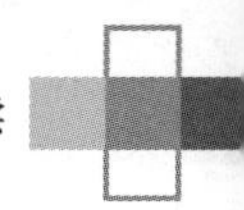

二、实验室检查

1.血生化检查

结果见表7-9-1。

表7-9-1 血生化检查

检查项目	结果	参考范围
随机血糖	12.9mmol/L	3.9～11.1mmol/L
总蛋白	44.6g/L	60～87g/L
白蛋白	24.2g/L	35～55g/L
糖化血红蛋白	9.41%	4.6%～6.2%

2. 胰岛素C肽释放试验

结果见表7-9-2。

表7-9-2 胰岛素C肽释放试验

项目名称	结果	参考范围	单位
空腹胰岛素	12.15	4.03～23.46	μIU/ml
餐后0.5小时胰岛素	31.93	2～30.5	μIU/ml
餐后1小时胰岛素	13.53	15～120	μIU/ml
餐后2小时胰岛素	29.47	11.5～99.6	μIU/ml
餐后3小时胰岛素	9.52	2～30.5	μIU/ml
空腹C肽	0.85	0.55～4.6	ng/ml
C肽（0.5小时）	1.14	3.05～11.86	ng/ml
C肽（1.0小时）	1.28	2.86～10.3	ng/ml
C肽（2.0小时）	1.37	2.66～9.34	ng/ml
C肽（3.0小时）	1.55	0.55～4.6	ng/ml

3.血细胞分析检查

结果见表7-9-3。

表7-9-3　血细胞分析检查

项目名称	结果	参考范围
白细胞计数	12.13×10^9/L	（4～10）$\times10^9$/L
中性粒细胞百分比	81.8%	50%～75%
中性粒细胞绝对值	9.93×10^9/L	（2～7.5）$\times10^9$/L
血小板计数	391×10^9/L	（100～300）$\times10^9$/L
超敏C反应蛋白	33.59mg/L	0～3mg/L

4.心脏彩超

（1）主动脉斑，三尖瓣轻度关闭不全。

（2）左心室舒张功能减低。

5.双下肢血管彩超

双侧胫前动脉、足背动脉管腔节段狭窄。

三、诊断与治疗

诊断：

（1）2型糖尿病足并感染

（2）高血压3级　很高危

（3）双下肢动脉狭窄

（4）陈旧性脑梗死

治疗：

（1）降血糖：达格列净片5mg 口服 Qd；阿卡波糖片50mg Tid。

（2）降血压：厄贝沙坦氢氯噻嗪片162.5mg口服 Bid。

（3）预防血栓：阿司匹林肠溶片100mg 口服 Qd。

（4）营养神经：胰激肽原酶肠溶片120U 口服 Qd。

四、护理评估

病史评估	家族遗传史：无 既往史：2型糖尿病20年、高血压20年 用药史：口服阿卡波糖片、厄贝沙坦氢氯噻嗪片 手术史：无 药物过敏史：无
睡眠	睡眠可，每日睡眠7小时左右
生活习惯及自理能力评估	有吸烟、无饮酒；患者可独立进食、穿衣、修饰，洗澡需要部分协助，大小便可控制，可自己进行床椅转移、上下楼梯需帮助，自理能力评分70分，轻度依赖（评分依据：表5-1-1，自理能力评估）
跌倒/坠床风险评估	患者73岁，服用降糖药（阿卡波糖片、达格列净片）、降压药（厄贝沙坦氢氯噻嗪片），视觉退化，跌倒/坠床风险评分3分，为高风险（评分依据：表5-1-1，跌倒/坠床评估）
心理及社会状况评估	患者因双下肢水肿，四肢水疱破溃流液，感到焦虑：此次住院对日常生活影响较大，子女照顾，家庭支持一般。医疗费用支付形式：居民医疗保险，家庭经济负担较大

<table>
<tr><th colspan="8">糖尿病患者评估量表</th></tr>
<tr><td>床号</td><td>13床</td><td colspan="2">姓名</td><td colspan="2">牛某</td><td>性别</td><td>男</td></tr>
<tr><td>年龄</td><td>73岁</td><td colspan="2">入院日期</td><td colspan="2">2020年12月28日</td><td>职业</td><td>退休</td></tr>
<tr><td>最近一次空腹血糖</td><td>8.0mmol/L</td><td colspan="2">最近一次餐后2小时血糖</td><td colspan="2">14.1mmol/L</td><td>糖化血红蛋白</td><td>9.8%</td></tr>
<tr><td>糖尿病并发症</td><td colspan="7">无□ 有☑：糖尿病足</td></tr>
<tr><td>身高</td><td>170cm</td><td>体重</td><td>65kg</td><td>血压</td><td>120/60mmHg</td><td>体重指数</td><td>22.5kg/m^2</td></tr>
<tr><td>是否有家族史</td><td colspan="7">是□ 否☑</td></tr>
<tr><td>用药方式</td><td colspan="7">口服☑ 注射□ 口服+注射□ 无□
药物名称及频次：阿卡波糖片50mg/次 Tid、
达格列净片5mg/次 Qd</td></tr>
<tr><td>是否会注射胰岛素</td><td colspan="7">会□ 不会☑ 胰岛素治疗____年</td></tr>
<tr><td>饮食偏好</td><td colspan="7">油炸食物□ 烧烤食物□ 涮烫食物□ 辣味食物☑
甜味食物□ 麻味食物☑</td></tr>
<tr><td>运动</td><td colspan="7">是□ 否☑
如是，项目为：散步□ 太极□ 舞蹈□ 爬山□ 其他□
运动频率：每周____次，每次时间______</td></tr>
<tr><td>吸烟</td><td colspan="7">是☑ 每天20支 否□</td></tr>
<tr><td>饮酒</td><td colspan="7">是□ 每天___ 否☑</td></tr>
<tr><td>低血糖发生次数</td><td colspan="7">无☑ 有□，次数：_____</td></tr>
</table>

五、主要护理问题

1.感染

与血糖升高、机体抵抗力下降有关。

诊断依据：客观资料　白细胞计数12.13×10^9/L。

2.皮肤完整性受损

与糖尿病足有关。

诊断依据：客观资料　双足背水肿；双手、双足背、左侧胫前水疱破溃及流液。

3.疼痛

与糖尿病足及双下肢动脉狭窄有关。

诊断依据：主观资料　自觉疼痛，影响睡眠。

客观资料　双下肢血管彩超双侧胫前动脉，足背动脉管腔节段狭窄。

4.自理能力下降

与年龄过大、足部破溃及活动无耐力有关。

诊断依据：主观资料　患者活动不便，行动缓慢。

客观资料　患者年龄73岁；双足背水肿，双手、双足背、左侧胫前水疱破溃及流液。

5.焦虑

与病情发展迅速，对病情不了解，担心预后有关。

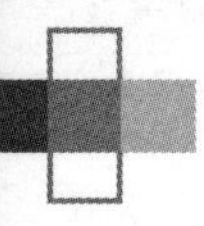

诊断依据：主观资料　患者对病情不了解，不了解糖尿病足的预后。

6.知识缺乏

患者缺乏糖尿病足的治疗护理和自我保健等知识。

诊断依据：主观资料　希望知道有关糖尿病足的治疗、预后和自我保健等知识。

客观资料　无糖尿病足的治疗、预后和自我保健的知识。

六、护理措施

1.感染的护理

（1）控制感染，合理安排补液顺序，先应用抗生素，再输注活血化瘀的药物，最后是其他药物。

（2）合理饮食，控制血糖、血压等，改善微循环。

（3）定时监测体温，升高时及时给予处理。

2.皮肤完整性受损的护理

（1）给予局部皮肤消毒处理，定时换药，预防感染加重。

（2）使用海绵垫减压，定时翻身，按压骨突及受压处，预防压疮。

（3）评估患者全身营养状况及皮肤情况，准确记录，并进行床旁交接班。

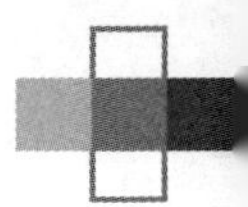

3.疼痛的护理

（1）遵医嘱用药，积极治疗原发病。

（2）给予心理护理，开导安慰患者，转移注意力，减缓疼痛。

（3）告知患者减少活动，卧床休息。

4.自理能力下降的护理

（1）告知患者家属24小时留陪护，照顾患者日常生活。

（2）保证住院环境安全，如楼梯有扶手，台阶有防滑边缘，病房地面干燥，走廊避免有障碍物等。

（3）加强日常生活护理：将日常所需物如茶杯、开水、呼叫器等放置床边，以便取用。

（4）给予床栏保护，加强巡视，及时为患者提供帮助。

5.焦虑的护理

耐心向患者及家属讲解糖尿病足相关知识及预后，安慰患者，鼓励其讲出心中的感受，必要时家属陪伴以消除其焦虑情绪；给患者讲解皮肤护理的重要性及必要性，穿宽松、柔软的鞋袜，避免皮肤破损，继发感染；足浴时避免水温过高，防止烫伤；剪指（趾）甲时避免修剪过短。

6.随访

患者出院后进行定期随访，关注患者血糖及皮肤破溃恢复情况。

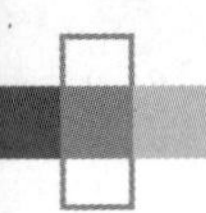

七、健康指导

1.指导患者合理膳食，进食营养丰富，低糖低脂，多食绿叶蔬菜。

2.监测血糖，血糖控制在正常范围内，有利于伤口愈合。

3.加强皮肤保护，避免破损处皮肤继发感染。

4.保证充足睡眠，情绪稳定，积极配合治疗。

5.指导患者正确保护双足，预防足部损伤，告知糖尿病足的治疗及护理需要长时间的坚持才能获得最好的效果。

八、护理评价

1.血糖、血压指标控制满意。

2.患者能掌握糖尿病的饮食原则。

3.皮肤破溃处好转，感染得到控制，疼痛缓解。

4.患者对治疗有信心，并主动配合治疗。

九、延续性护理

出院时间	存在问题	指导方法
1周	皮肤破溃恢复，是否能进行适当活动?	在饭后穿面料柔软、宽松舒适的鞋，在家属陪同下进行适量活动，如散步、打太极拳等

续表

出院时间	存在问题	指导方法
1个月	血糖控制平稳是否还需要来医院复查?	血糖控制平稳后，到医院进行复查：血糖、肝肾功能、糖化血红蛋白及心脑血管检测，及时发现慢性并发症，并给予积极处理，提高生活质量
3个月	日常足部如何护理?	1.仔细检查足部是否有水疱、割伤、擦伤或其他变化。检查时应留意趾缝。若有需要，可用放大镜察看足部。如果发现任何有受感染的迹象，如皮肤变红、化脓或肿胀等，应立即就医 2.洗脚宜用温水和性质温和的肥皂，清洗前应先用手、肘或温度计测量水温，因为糖尿病患者的足部敏感度较低，它们可能感觉不到过热的水温而引至灼伤。洗脚后应彻底擦干，特别是足缝间的位置 3.时常保持足部干爽。如果足汗过多，应用爽足粉洒在趾缝间、鞋内和袜子里 4.可用润肤液滋润干燥的足部皮肤，而鸡眼和胼胝则应用较细的指甲锉使之平滑，再用温和的润肤液涂在患处 5.应穿着合适、清洁而吸汗力强的袜子，袜子的上半部应有波浪式橡筋，因为不会紧紧地箍住足部 6.任何时候，即使在家，也应穿着合适的鞋

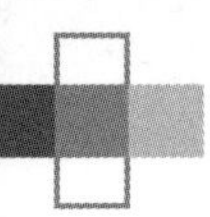

续表

出院时间	存在问题	指导方法
6个月	如何修剪趾甲？	洗完脚和抹干后才可修剪趾甲；足趾甲应修剪或锉成直线，不要将两边锉圆；修剪后趾甲的长度应和趾尖平行

第十节　肥胖症的护理

一、病例资料

刘某，男，20岁，学生。主诉：因“无明显诱因体重增加2年余”入院。

现病史：2年前无明显诱因出现体重增加，无多饮、多食、多尿，无发热，无胸闷、心悸，无恶心、呕吐，无腹痛等不适，以“肥胖查因”收入院。

体格检查：T 36.2℃，P 81次/分，R 19次/分，BP 110/70mmHg。患者神志清楚，精神可，体型肥胖，皮肤巩膜无黄染，无水牛背，腹部未见紫纹。

二、实验室检查

1.血生化检查

结果见表7-10-1。

表7-10-1 血生化检查

检查项目	结果	参考范围
总胆固醇	6.69mmol/L	3.8～6.1mmol/L
尿酸	522μmol/L	208～428μmol/L
甘油三酯	3.47mmol/L	0.56～1.7mmol/L
低密度脂蛋白	1.85mmol/L	2.07～3.1mmol/L
尿白蛋白	0.15g/L	0～0.1g/L
动脉硬化指数	4.11	1.05～3.2

2.内脏脂肪检查

内脏脂肪面积 207cm^2（100cm^{2}以上是内脏脂肪型肥胖）。

3.腹部B超

轻度脂肪肝。

4.24小时动态血压

平均收缩压135mmHg，平均舒张压93mmHg。

5.骨密度测定

提示骨含量减少。

三、诊断与治疗

诊断：

（1）肥胖症

（2）高甘油三酯血症

治疗：

（1）控制体重：利拉鲁肽注射液0.6mg皮下注射Qd。

（2）调血脂、抗血小板聚集：瑞舒伐他汀钙10mg口服qn，吲哚布芬片0.1g口服Bid。

四、护理评估

病史评估	家族遗传史：父亲肥胖 既往史：无 用药史：无 手术史：曾行双侧鼻窦互通术 药物过敏史：无
睡眠	每天睡眠8小时左右
生活习惯及自理能力评估	患者无吸烟史，偶尔饮酒；可独立进食、洗澡、穿衣、修饰，大小便可控制，可自己进行床椅转移、上下楼梯，自理能力评分100分，无需依赖，生活自理（评分依据：表5-1-1，自理能力评估）
跌倒/坠床风险评估	跌倒/坠床风险评分0分，无风险（评分依据：表5-1-1，跌倒/坠床评估）
心理及社会状况评估	体型肥胖，自身形象改变，感到焦虑；心理应激反应：此次住院对日常生活影响较小，能积极配合治疗。医疗费用支付形式：医疗保险，家庭无经济负担

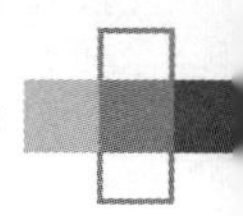

脂代谢疾病评估表

<table>
<tr><td rowspan="2">一般情况</td><td>姓名</td><td>刘某</td><td>性别</td><td>男</td><td>年龄</td><td>20岁</td></tr>
<tr><td>职业</td><td>学生</td><td>家族史</td><td>父亲肥胖</td><td>既往史</td><td>无</td></tr>
<tr><td rowspan="2">体格检查</td><td>身高</td><td>175cm</td><td>体重</td><td>91.0kg</td><td>体重指数</td><td>29.7kg/m²</td></tr>
<tr><td>腰围</td><td>140cm</td><td>臀围</td><td>132cm</td><td>腰臀比</td><td>1.06%</td></tr>
<tr><td rowspan="2">血液检查</td><td>UA</td><td>522μmol/L</td><td>TC</td><td colspan="3">6.69mmol/L</td></tr>
<tr><td>LDL-C</td><td>1.85mmol/L</td><td>HDL-C</td><td colspan="3">1.23mmol/L</td></tr>
<tr><td rowspan="2">辅助检查</td><td>腹部B超</td><td colspan="5">轻度脂肪肝</td></tr>
<tr><td>内脏脂肪检查</td><td colspan="5">内脏脂肪面积207cm²</td></tr>
<tr><td>饮食</td><td colspan="6">良好☑　一般☐　较差☐</td></tr>
<tr><td>运动</td><td colspan="6">无☑　有☐：每周 __次，每次时间___</td></tr>
<tr><td>药物</td><td colspan="6">无☑　有☐　药物名称及频次：_____</td></tr>
<tr><td colspan="7">备注：无</td></tr>
</table>

五、护理问题

1.营养失调：高于机体需要量

与营养物质的摄入量超过机体需要量有关。

诊断依据：客观资料　患者体重91.0kg，BMI 29.7kg/m^2。

2.自我形象紊乱

与肥胖对身体外形的影响有关。

诊断依据：主观资料　患者体型肥胖。

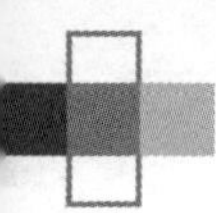

3.活动无耐力

与肥胖导致体力下降有关。

诊断依据：主观资料　患者体重过重，运动量少。

4.有感染的危险

与微循环障碍有关。

诊断依据：客观资料　患者血脂、动脉硬化指数高。

5.知识缺乏

缺乏肥胖症的相关知识。

诊断依据：主观资料　患者缺乏饮食、运动对体重影响的相关知识。

6.潜在并发症

2型糖尿病、冠状动脉粥样硬化性心脏病、高血压等。

诊断依据：客观资料　动脉硬化指数为4.11；24小时动态血压平均收缩压135mmHg，平均舒张压93mmHg。

六、护理措施

1.饮食护理

（1）控制饮食：严格控制总热量，采用低热卡、低脂肪饮食，避免摄入高糖高脂类食物，使每日总热量低于机体需要量。食物中保证适量必需氨基酸和动物性蛋白的摄入，蛋白质摄入量每日每公斤体重不少于1g，脂肪摄入量应严格限制，同

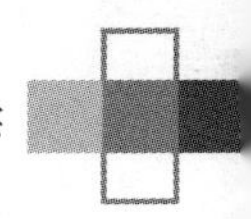

时应限制钠的摄入，以免体重减轻时发生水钠潴留。

（2）避免油煎食物、方便食品、快餐、巧克力和零食等，少吃甜食，少吃盐，禁烟限酒。

（3）适当增加膳食纤维和无热量液体以满足饱腹感。

（4）指导患者改变行为的技巧，如指定进食地点，进餐前喝水，用容量小的餐具，进食要慢，充分咀嚼。

2.运动锻炼

（1）帮助其制订活动计划，尽量创造多活动的机会，减少静坐时间，鼓励多步行。

（2）适当的运动，如散步、游泳、跳舞等，自行监测心率，避免出现危险。

（3）运动量要逐步增加，循序渐进，避免用力过度过猛，鼓励其要长期坚持。

3.药物治疗

遵医嘱用药，并观察用药后不良反应，告知患者不可自行增减药量。

4.形象管理

为患者提供修饰技巧，使患者改善自身形象。

5.心理护理

从社会、家庭、个人的角度来了解该患者的心理状态，进行心理疏导。指导患者用积极乐观的心态来面对肥胖的事实，

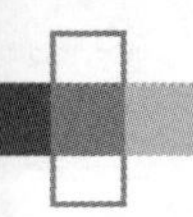

坚持规律的生活方式，建立有效而持久的减肥计划。

6.并发症预防

定期监测体重、血压、血脂及血糖，如有异常，及时就诊。

七、健康指导

1.疾病知识指导

告知患者肥胖症的概念，对健康的危害、表现及综合治疗方法。

2.改变生活方式方法的指导

（1）合理安排饮食，严格控制三餐时间，减少热量供应，热量安排为早餐25%、中餐40%、晚餐35%；尽量少食甜食，忌油煎食品、巧克力等，控制脂肪的摄入；多食粗纤维低热量蔬菜和水果以满足饱腹感。

（2）坚持体育锻炼，及时掌握运动疗法及运动中的注意事项，提高生活质量，改善心脏功能，增强呼吸系统的抵抗力。

（3）养成良好的生活方式和饮食习惯。

3.病情监测指导

指导患者定期监测体重、血脂、血压、血糖等。

4.用药指导

指导患者利拉鲁肽注射液的正确注射方法，掌握药物的使

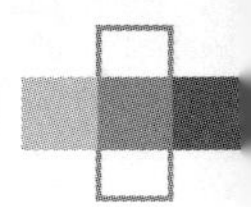

用时间，以保证药物的最佳疗效。

八、护理评价

1.患者建立良好的生活方式和饮食习惯。

2.患者坚持适量的运动，体重得到有效控制。

3.患者血脂控制满意，无组织器官感染的发生。

4.患者对治疗有信心，并积极配合。

九、延续性护理

出院时间	存在问题	指导方法
1周	不明白利拉鲁肽注射液如何保存	已开封的利拉鲁肽注射液放于低于30℃的干燥处保存，1个月失效
1个月	因工作原因，进食不规律且进食较为油腻	告知患者规律进食，选择清淡饮食，调整饮食顺序，先进食汤类、蔬菜，最后为主食
3个月	体重下降8kg，饮食控制良好，坚持运动锻炼，但不清楚食物金字塔的运用	坚持运动锻炼及合理膳食，教会患者看懂食物金字塔并应用于生活中：①控制总热量，建立合理饮食结构；②均衡营养，合理控制碳水化合物、脂肪、蛋白质的比例；③少量多餐，有利于血糖的控制；④饮食清淡，低脂少油。
6个月	体重下降15kg，询问后续治疗方案	合理膳食、进行适当的运动锻炼；定期门诊随访

第十一节　痛风的护理

一、病例资料

保某，男，66岁。因“反复四肢关节疼痛10年，再发加重伴水肿1个月余”入院。

现病史：患者10年前无明显诱因出现关节疼痛，诊断为痛风性关节炎，2015年行“左踝关节痛风取石术”。近1个月余，四肢关节疼痛加重伴水肿。

体格检查：T 36.5℃，P 81次/分，R 20次/分，BP 130/90mmHg。患者神志清楚，精神差，四肢重度水肿，皮肤菲薄，右手为甚，四肢关节多发痛风石，双手关节畸形、活动受限；左踝关节红肿，皮温高伴疼痛。

二、实验室检查

1.血液学检查

结果见表7-11-1。

表7-11-1　血液学检查

检查项目	结果	参考范围
尿酸	528μmol/L	208～428μmol/L
肌酐	145μmol/L	40～133μmol/L

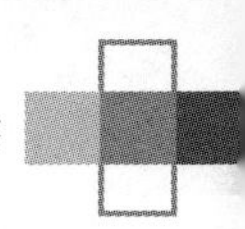

续表

检查项目	结果	参考范围
空腹血糖	4.87mmol/L	3.9～6.1mmol/L
糖化血红蛋白	6.05%	<7.0%
尿白蛋白	0.13g/L	0～0.1g/L
24小时尿量	1.7L	1～2L
24小时尿蛋白	0.22g	0～0.2g

2.X线检查

双手呈“凤爪样”改变。

3.腹部彩超

肝脏多发囊肿；双肾囊肿；胆囊肿大；前列腺中度增生。

4.心脏彩超

主动脉瓣关闭不全，狭窄可能；左心室舒张功能降低。

5.CT检查

老年性脑改变。

三、诊断与治疗

诊断：痛风性关节炎

治疗：

（1）降尿酸：秋水仙碱片0.5mg Bid口服，苯溴马隆片50mg Qd 口服，碳酸氢钠片1g Tid 口服。

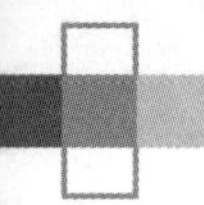

（2）消肿止痛治疗：50%硫酸镁5g湿热敷四肢及左踝关节肿胀处Bid。

四、护理评估

病史评估	家族遗传史：无 既往史：痛风性关节炎10年。 用药史：苯溴马隆片50mg Qd 口服，碳酸氢钠片1g Tid 口服 手术史：2015年行“左踝关节痛风取石术” 药物过敏史：无
睡眠	睡眠差，每日睡眠5小时左右
生活习惯及自理能力评估	吸烟、饮酒；患者双手关节活动受限，需协助进食、修饰、穿衣；左踝关节活动受限，仅可床椅转移，无法平地行走及上下楼梯，自理能力评分45分，中度依赖（评分依据：表5-1-1，自理能力评估）
跌倒/坠床风险评估	患者66岁，视觉、听觉退化，步态不稳，跌倒/坠床风险评分为3分，为低风险（评分依据：表5-1-1，跌倒/坠床评估）
心理及社会状况评估	患者四肢重度水肿，不了解痛风性关节炎的预后，感到焦虑；心理应激反应：此次住院对日常生活影响较大，子女可以在身边照顾，尚能积极配合治疗。医疗费用支付形式：医疗保险，家庭无经济负担

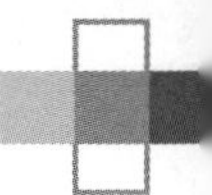

痛风患者评估量表

<table>
<tr><td rowspan="3">基本信息</td><td>姓名</td><td>保某</td><td>性别</td><td>男</td><td>年龄</td><td>66岁</td></tr>
<tr><td>职业</td><td>无</td><td>文化程度</td><td>初中</td><td>电话号码</td><td>135XXXXXXXX</td></tr>
<tr><td>既往史</td><td>无</td><td>痛风病史</td><td>10年</td><td>最近3个月痛风发作次数</td><td>无□
有☑，次数<u>3</u>次</td></tr>
<tr><td rowspan="4">体格检查</td><td>身高</td><td>156cm</td><td>体重</td><td>75kg</td><td>体重指数</td><td>30.8kg/m²</td></tr>
<tr><td>皮肤</td><td>四肢重度水肿，左踝关节红肿</td><td>疼痛</td><td>无□
有☑</td><td>疼痛部位</td><td>四肢、左踝关节</td></tr>
<tr><td>疼痛时间</td><td>持续</td><td>疼痛特点</td><td>胀痛（中度疼痛）</td><td>疼痛持续时间</td><td>24小时</td></tr>
<tr><td>痛风石</td><td colspan="5">无□　有☑，数量 <u>四肢关节多发痛风石</u></td></tr>
<tr><td>血液检查</td><td>尿酸</td><td colspan="5">528μmol/L</td></tr>
<tr><td rowspan="3">辅助检查</td><td>超声检查</td><td colspan="5">腹部彩超：肝脏多发囊肿；双肾囊肿；胆囊肿大；前列腺中度增生
心脏彩超：主动脉瓣关闭不全，狭窄可能；左心室舒张功能降低</td></tr>
<tr><td>X线检查</td><td colspan="5">双手呈“凤爪样”改变</td></tr>
<tr><td>CT</td><td colspan="5">老年性脑改变</td></tr>
<tr><td>饮食</td><td colspan="6">动物内脏☑　豆制品☑　甲壳类☑　肉类☑　酒☑</td></tr>
<tr><td>运动</td><td colspan="6">无☑　有□：每周__次，每次时间_____</td></tr>
<tr><td>药物</td><td colspan="6">无□　有☑　药物名称及频次：<u>苯溴马隆片50mg Qd 口服，碳酸氢钠片1g 口服Tid</u></td></tr>
<tr><td>作息时间</td><td colspan="6">规律□　不规律☑</td></tr>
<tr><td>备注</td><td colspan="6">无</td></tr>
</table>

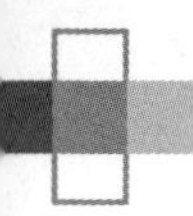

五、主要护理问题

1.疼痛：关节痛

与尿酸盐结晶、沉积在关节引起炎症反应有关。

诊断依据：客观资料　患者四肢关节多发痛风石伴疼痛，四肢重度水肿。

2.躯体移动障碍

与关节受累、关节畸形有关。

诊断依据：客观资料　患者四肢关节多发痛风石、活动受限、疼痛。

3.有受伤的危险

与痛风石形成致活动受限有关。

诊断依据：客观资料　患者四肢关节多发痛风石、活动受限、疼痛。

4.有皮肤完整性受损的危险

与关节处痛风石形成、四肢水肿、皮肤菲薄有关。

诊断依据：客观资料　患者四肢重度水肿，皮肤菲薄；关节处多发痛风石，痛风石会导致皮肤破溃，排出白色尿酸盐结晶，所形成的溃疡不易愈合。

5.焦虑

与患者对病情不了解，担心预后有关。

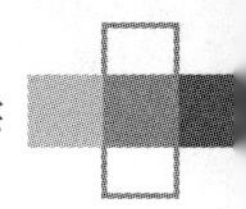

诊断依据：客观资料　四肢重度水肿、疼痛、活动受限。

主观资料　患者治疗时间长，担心疾病的预后。

6.知识缺乏

缺乏疾病相关知识。

诊断依据：主观资料　患者及家属希望知道有关痛风疾病的基本知识、预后和自我保健等知识。

客观资料　患者缺乏有关痛风的自我保健知识。

六、护理措施

1.病情观察

（1）观察患者的生命体征，有无发热。

（2）观察疼痛部位、性质、间隔时间，有无午夜因剧痛而惊醒等。

（3）受累关节有无红、肿、热、痛及功能障碍。

（4）观察痛风石有无破溃，发生破溃时及时处理。

（5）监测尿酸的变化。

2.用药护理

给予50%硫酸镁湿热敷以减轻局部疼痛，密切观察患者用药后疼痛及皮肤情况，加强巡视。

3.体位管理

绝对卧床休息，抬高患肢，避免受累关节负重，手腕、肘

关节受累时可予以夹板固定、冰敷、50%硫酸镁湿热敷，做好皮肤护理。

4.饮食护理

指导患者避免进食高嘌呤饮食，如动物内脏、鱼虾、肉类、菠菜、蘑菇、黄豆、扁豆、豌豆等，避免刺激性食物；进食碱性食物，如牛奶、鸡蛋、马铃薯、各类蔬菜、柑橘类水果，多饮水。

5.运动护理

指导患者保持舒适体位，疼痛缓解72小时后下床活动，循序渐进地增加活动量。

6.生活指导

指导患者生活规律，不可过劳，情绪稳定。注意双足的保暖，穿宽松适度的鞋；易发部位不要裸露，不可风吹、湿冷等。

7.药物治疗

指导患者正确用药，并观察用药后不良反应。

8.心理护理

耐心向患者讲解疾病相关知识，安慰患者，鼓励其讲出心中的感受，必要时家属陪伴以消除紧张情绪。

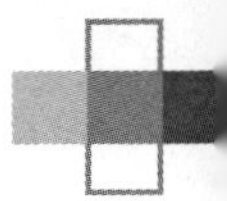

七、健康指导

1.疾病预防指导

（1）指导患者改变不健康的生活方式，合理膳食，积极参加适当的运动锻炼；戒烟限酒，注意个人卫生。

（2）控制饮食，加强运动，保持体重，预防肥胖。

（3）饮食上少食动物内脏、鱼类和嘌呤含量高的食物，应大量饮水。

2.疾病知识指导

向患者和家属讲解疾病相关知识。

3.病情监测指导

定期进行尿酸、微量白蛋白、血糖、血压、血脂、肾功能、关节镜、X线检查等的监测。

4.保护关节指导

指导患者日常生活中的注意事项，保护皮肤，避免受损。若运动后疼痛超过1小时，应停止此项运动。

八、护理评价

1.血压、尿酸、肾功能等指标控制满意。

2.熟悉低嘌呤饮食。

3.皮肤无破损，水肿消退，关节疼痛缓解。

4.患者对治疗有信心，并主动配合治疗。

九、延续性护理

出院时间	存在问题	指导方法
1周	如何饮水？ 每日饮水量多少？ 能进行适当活动？	每天饮水量维持在2000ml以上，可以饮水、茶、不加糖的咖啡，但应避免饮用含糖饮料、果汁、浓汤等
1个月	可以做哪些运动？ 运动频率和时间多久？	游泳、散步和骑自行车等有氧运动；4～5次/周，30分钟/次为宜；避免过度运动和关节损伤
3个月	体重已下降10kg，是否继续减重？	加强运动，控制饮食及体重。BMI值越高，痛风发作风险也相对高，理想体重维持正常BMI（18.5～24kg/m²）
6个月	并发症有哪些？ 如何预防并发症？	并发症：高血压、糖尿病、痛风性肾病、心力衰竭等。积极预防并发症的发生，教会患者进行自我检查，如平时定期触摸耳郭及手足关节处是否产生痛风石，严格控制饮食，合理运动，定期复查尿酸，有病情变化及时就诊

第十二节　痛风性关节炎的护理

一、病例资料

王某，男，74岁。因“发现尿酸升高5年，左足背红肿疼痛3天”，以“痛风性关节炎”入院。

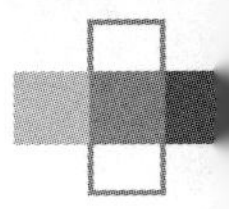

现病史：患者5年前体格检查时发现尿酸升高，3年前出现左足趾第一关节红肿疼痛，3年来反复发作，自行服药控制。3天前因饮食不当出现左足背红肿疼痛，活动受限。

体格检查：T 36.4℃，P 74次/分，R 20次/分，BP 120/80mmHg。患者神志清楚，精神、睡眠、饮食欠佳，大小便正常，体重无明显改变。左足背红肿，皮温升高，有压痛，右下肢不肿。

二、实验室检查

1.血细胞分析

结果见表7-12-1。

表7-12-1　血细胞分析检查

检查项目	结果	参考范围
白细胞计数	11.3×10^9/L	（4.0～10.0）$\times10^9$/L
淋巴细胞百分比	19.5%	20.0%～40.0%
嗜酸性粒细胞百分比	0.3%	0.5%～5.0%
中性粒细胞绝对值	8.14×10^9/L	（2～7.5）$\times10^9$/L
血小板计数	91.10×10^9/L	（100～300）$\times10^9$/L
超敏C反应蛋白	78.04mg/L	0～3mg/L

2.电解质、肾功能

结果见表7-12-2。

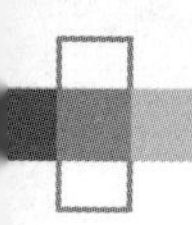

表7-12-2　电解质、肾功能

项目名称	结果	参考范围	单位
钠	135	135～145	mmol/L
钾	3.65	3.5～5.5	mmol/L
氯	98.5	95～110	mmol/L
钙	2.33	2.03～2.54	mmol/L
磷	1.14	0.84～1.5	mmol/L
镁	0.73	0.8～1.2	mmol/L
总二氧化碳	31.0	22～29	mmol/L
降钙素原	0.03	0～0.05	μg/L
尿素	5.31	2.9～7.1	mmol/L
肌酐	90	40～133	μmol/L
尿素/肌酐比值	5.2	12～20	
尿酸	499	208～428	μmol/L

3.腹部彩超

轻中度脂肪肝；前列腺轻度增生伴多发钙化斑。

4.单纯下肢血管超声检查

左下肢股、股深、股浅、胫前、胫后、腓、足背动脉内中膜增厚，硬化斑块形成。

5.胸部CT体层成像

双肺胸膜下间质。

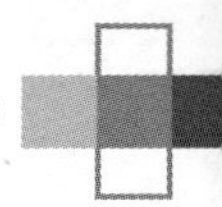

6.常规心脏彩超

左心房内径增大，主动脉内径增宽；二尖瓣轻度关闭不全；左心室舒张功能降低。

三、诊断与治疗

诊断：

（1）痛风性关节炎

（2）下肢动脉粥样硬化

（3）冠状动脉粥样硬化性心脏病

治疗：

（1）镇痛：秋水仙碱片0.5mg 口服 Bid，苯溴马隆片50mg口服Qd 。

（2）降尿酸：碱化尿液，碳酸氢钠片1g口服Tid。

（3）消肿：50%硫酸镁5g湿热敷左足部红肿处Bid。

（4）冠心病二级预防：美托洛尔缓释片47.5mg口服Qd；阿司匹林肠溶缓释片40mg口服Qd。

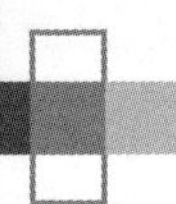

四、护理评估

病史评估	家族遗传史：无 既往史：2015年于某大学第二附属医院行冠脉造影确诊“冠心病，并行PCI术” 用药史：长期口服“阿司匹林肠溶缓释片、阿托伐他汀片、盐酸曲美他嗪” 手术史：2015年于某大学第二附属医院行“PCI术和胆囊切除术” 药物过敏史无
睡眠	睡眠可，每日睡眠8小时左右
生活习惯及自理能力评估	无吸烟、饮酒；患者可独立进食、洗澡、穿衣、修饰，大小便可控制，可自己进行床椅转移、上下楼梯，自理能力评分100分，无需依赖，生活自理（评分依据：表5-1-1，自理能力评估）
跌倒/坠床风险评估	患者听觉稍差，步态不稳，跌倒/坠床风险评分2分，为低风险（评分依据：表5-1-1，跌倒/坠床评估）
心理及社会状况评估	患者因左足背红肿、疼痛，不了解痛风性关节炎的预后，感到焦虑；心理应激反应：此次住院对日常生活影响不大，家属可以在身边照顾，尚能积极配合治疗。医疗费用支付形式：医疗保险，家庭无经济负担

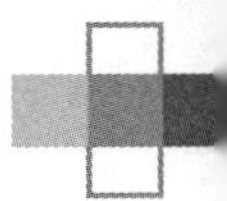

痛风患者评估量表

基本信息	姓名	王某	性别	男	年龄	74岁
	职业	退休	文化程度	大专	电话号码	138XXXXXXXX
	既往史	无	痛风病史	5年	最近3个月痛风发作次数	无□ 有☑，次数_1_次
	皮肤	左足背红肿	疼痛	无□ 有☑	疼痛部位	左足背
	疼痛时间	持续	疼痛特点	胀痛（中度疼痛）	疼痛持续时间	24小时
	痛风石	无☑　有□，数量：__________				
血液检查	尿酸	499μmol/L。				
辅助检查	超声检查	腹部彩超：轻中度脂肪肝；前列腺轻度增生伴多发钙化斑 常规心脏彩超：左心房内径增大，主动脉内径增宽；二尖瓣轻度关闭不全；左心室舒张功能降低				
	单纯下肢血管超声检查	左下肢股、股深、股浅、胫前、胫后、腓、足背动脉内中膜增厚，硬化斑块形成				
	胸部CT体层成像	双肺胸膜下间质				
饮食	动物内脏☑　豆制品☑　甲壳类☑　肉类☑　酒☑					
运动	无□　有☑：每周_4_次，每次时间_1～2小时_					
药物	无□　有☑　药物名称及频次：_苯溴马隆片50mg口服Qd，碳酸氢钠片1g 口服Tid_					
作息时间	规律☑　不规律□					
备注	无					

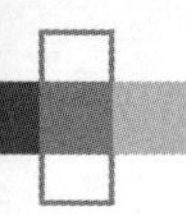

五、主要护理问题

1.疼痛

与尿酸盐结晶、沉积在关节引起炎症反应有关。

诊断依据：客观资料　患者左足背红肿、疼痛，四肢硬化斑块形成。

2.躯体移动障碍

与关节受累、关节炎症反应有关。

诊断依据：客观资料　患者四肢硬化斑块形成、活动受限、疼痛。

3.有皮肤完整性受损的危险

与左足背红肿、疼痛有关。

诊断依据：客观资料　患者左足背红肿、疼痛，四肢硬化斑块形成。

4.焦虑

与患者对病情不了解，担心预后有关。

诊断依据：客观资料　左足背红肿、疼痛、活动受限。

主观资料　患者治疗时间长，担心疾病的预后。

5.知识缺乏

缺乏疾病相关知识。

诊断依据：主观资料　患者及家属希望知道有关痛风性关

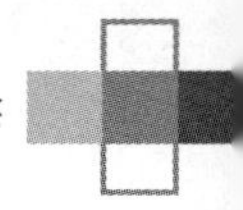

节炎疾病的基本知识、预后和自我保健等知识。

客观资料　缺乏有关痛风性关节炎的自我保健知识。

六、护理措施

1.病情观察

（1）观察患者的生命体征，有无发热。

（2）观察疼痛部位、性质、间隔时间，有无午夜因剧痛而惊醒等。

（3）受累关节有无红、肿、热、痛及功能障碍。

（4）监测尿酸的变化。

2.用药护理

给予50%硫酸镁湿热敷以减轻局部疼痛，密切观察患者用药后疼痛及皮肤情况，加强巡视。

3.体位管理

绝对卧床休息，抬高患肢，避免受累关节负重；手腕、肘关节受累时可予以夹板固定、冰敷、50%硫酸镁湿热敷；做好皮肤护理。

4.饮食护理

指导患者避免进食高嘌呤饮食，如动物内脏、鱼虾、肉类、菠菜、蘑菇、黄豆、扁豆、豌豆等，避免刺激性食物；进食碱性食物，如牛奶、鸡蛋、马铃薯、各类蔬菜、柑橘类水

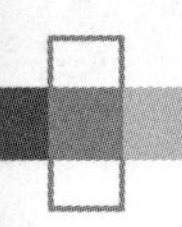

果，多饮水。

5.运动护理

指导患者保持舒适体位，疼痛缓解72小时后下床活动，循序渐进地增加活动量。

6.生活指导

指导患者生活规律，不可过劳，情绪稳定。注意双足的保暖，穿宽松适度的鞋；易发部位不要裸露，不可风吹、湿冷等。

7.药物治疗

指导患者正确用药，并观察用药后不良反应。

8.心理护理

耐心向患者讲解疾病相关知识，安慰患者，鼓励其讲出心中的感受，必要时家属陪伴以消除紧张情绪。

七、健康指导

1.疾病预防指导

（1）指导患者改变不健康的生活方式，合理膳食，积极参加适当的运动锻炼；戒烟限酒，注意个人卫生。

（2）控制饮食，加强运动，保持乐观积极向上的心态。

（3）饮食上少食动物内脏、鱼类和嘌呤含量高的食物，应大量饮水。

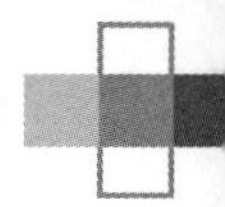

2.疾病知识指导

向患者和家属讲解疾病相关知识。

3.病情监测指导

定期进行尿酸、微量白蛋白、血糖、血压、血脂、肾功能、关节镜、X线检查等的监测。

4.保护关节指导

指导患者日常生活中的注意事项，保护皮肤，避免受损。若运动后疼痛超过1小时，应停止此项运动。

八、护理评价

1.尿酸、肾功能、电解质等指标控制满意。

2.痛风性关节炎饮食正确。

3.皮肤无破损，疼痛缓解。

4.患者对治疗有信心，并主动配合治疗。

九、延续性护理

出院时间	存在问题	指导方法
1周	如何饮水？ 每日饮水量多少？	每天饮水量维持在2000ml以上，可饮水、茶、不加糖的咖啡，但应避免饮用含糖饮料、果汁、浓汤等

续表

出院时间	存在问题	指导方法
1个月	治疗痛风性关节炎红外线和紫外线作用如何?	红外线治疗作用表现为： 1.改善局部血液循环； 2.促进局部渗出物的吸收； 3.降低肌张力，增加胶原组织的延展性 4.镇痛作用； 5.促进新陈代谢及浅层组织慢性炎症的消退。 使用中应特别注意照射部位感觉是否正常，因为红外线的治疗剂量主要依靠皮肤的感觉来确定。治疗部位感觉缺失，麻醉后感觉未恢复，神志不清及昏迷的患者应禁用或慎用，防止局部烫伤，此外，急性期不应照射在肿胀部位，否则使肿胀加重
		紫外线的主要生物作用为光化作用，其治疗作用是在表皮细胞吸收紫外线后，产生光化作用后的继发作用 1.抗炎作用：紫外线对皮肤浅组织的急性炎症疗效显著； 2.镇痛作用：紫外线照射对皮肤及黏膜感染性及非感染性、炎症性疼痛具有明显的镇痛作用； 3.抗佝偻病及骨质疏松； 4.促进组织再生； 5.促进皮下瘀血斑的吸收
3个月	痛风性关节炎的康复治疗如何?	1.急性期：痛风性关节炎主要表现为关节红肿热痛，该阶段绝对卧床休息，抬高患肢。急诊用药并去除诱发因素，可外用非甾体类抗炎药、青鹏膏、复方中药表面麻醉剂或磁片贴敷等方法以减轻疼痛

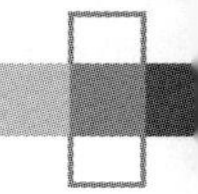

续表

出院时间	存在问题	指导方法
3个月	痛风性关节炎的康复治疗如何?	2.慢性期：①热敷。用毛巾浸在热水中后拧干，包裹在治疗部位，持续15～20分钟，对慢性疼痛且肿胀明显的关节有治疗作用。②温泉浴。半汤温泉主要含氡及硫酸盐等治疗因子，具有镇静、镇痛、消炎等作用，温泉浴有利于关节炎的消退。在温水中行关节主动或被动运动可促进关节血管功能的恢复，此外温泉浴还可促进血液循环，使肾小球滤过及重吸收增加，增加尿量，促使尿酸盐排出体外，有利于降低血尿酸。③石蜡浴。石蜡的温热作用可使蜡疗区局部皮肤毛细血管扩张，增加局部汗腺分泌且具有较强的热透入作用，有利于肿胀消退。石蜡含有油脂，对皮肤有滋润作用并可促进骨的再生及骨痂形成，有利于皮肤创面溃疡和骨折愈合。此疗法在发热患者或关节炎急性发作期时应停用，以免加剧受累关节的炎症。④光疗法。光疗法是利用阳光或人工产生的各种光辐射能（红外线、可见光、紫外线、激光）作用于人体，以达到治疗及预防疾病的一种物理疗法。常用的光能为红外线和紫外线等。⑤直流电疗及药物离子导入。直流电是一种电流方向不随时间变化的电流，可以使局部血管扩张，促进血液循环，在阳极下血流量可增加140%以上，在阴极下作用更明显。⑥磁场疗法。根据磁场的类型分为直流磁场、交变磁场、脉动磁场及脉冲磁场。治疗痛风性关节炎首选脉冲电磁疗治疗，可达到镇痛、抗炎及改善血液循环的作用。治疗时将两磁极置于病变关节两侧，20分钟，每日1次。这种疗法对痛风性关节具有明显的疗效

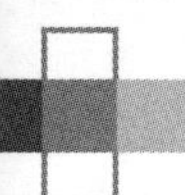

续表

出院时间	存在问题	指导方法
6个月	如何预防痛风性关节炎？	1.避免诱因； 2.饮食及生活方式干预：建议患者低嘌呤饮食，戒烟酒，多饮水，保持正常的饮食及生活作息，防止受凉，避免过度劳累及外伤，避免其他可导致高尿酸血症的高危因素； 3.注意患肢保暖； 4.碱化尿液：尿酸盐结晶沉积与尿液pH值相关，因此，在慢性期给予碱化尿液治疗，可增加尿酸盐的溶解度，有益于痛风石的预防； 5.消除一切影响肾脏功能的因素，如防止尿路感染、高血压、糖尿病及动脉硬化症的发生

第十三节　骨质疏松的护理

一、病例资料

张某，女，80岁。因“周身不适，肢端乏力2个月”入院。

现病史：患者2年前无明显诱因出现周身不适，四肢疼痛，伴乏力、出汗，偶感心悸，自服“心再造丸”后症状有所缓解。近2个月无明显诱因出现四肢疼痛加重，肢端乏力，行走不稳，未予重视。

体格检查：T 36.0℃，P 60次/分，R 17次/分，BP 110/

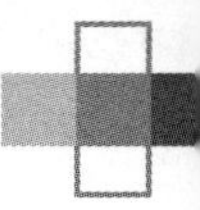

70mmHg。患者神志清楚，精神差，呼吸平稳，无咳嗽、咳痰，心率 60 次 / 分，律齐，双肺呼吸音粗。皮肤黏膜未见黄染，颈静脉无怒张，腹软，无压痛，移动性浊音（-），肝脾肋下未及，双下肢无水肿。

二、实验室检查

1.骨质疏松全套检测

结果见表7-13-1。

表7-13-1　骨质疏松全套检测

项目名称	结果	参考范围	单位
甲状旁腺激素	47.07	6～80	pg/ml
骨钙素N端中分子片段	17.88	3～65	ng/ml
降钙素	4.36	0～18	pg/ml
25-羟基维生素D	20.77	缺乏＜10 不全 10～30 均衡30～100 毒症＞100	ng/ml

2.血脂检测

结果见表7-13-2。

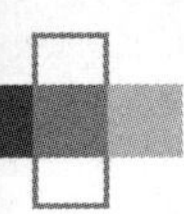

表7-13-2　血脂检测

项目名称	结果	参考范围	单位
血清总胆固醇	6.52	3.8～6.1	mmol/L
甘油三酯	1.5	0.56～1.7	mmol/L
高密度脂蛋白	0.83	0.78～2.2	mmol/L
低密度脂蛋白	3.74	2.07～3.1	mmol/L

3.骨密度测定

骨质疏松。

三、诊断与治疗

诊断：

（1）骨质疏松

（2）脑梗死

（3）甲状腺功能减退症

治疗：

（1）促进破骨细胞合成：唑来膦酸注射液静脉滴注。

（2）镇痛：布洛芬缓释胶囊必要时口服。

（3）补充钙剂：碳酸钙D_3 0.6g口服Qd；骨化三醇胶丸0.25mg口服Qd。

（4）甲状腺功能减退替代治疗：左甲状腺素钠片37.5μg口服Qd。

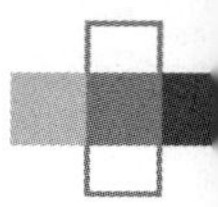

四、护理评估

病史评估	家族遗传史：无 既往史：甲状腺功能减退、脑梗死 用药史：左甲状腺素钠片 手术史：1994年行“胆囊切除术” 药物过敏史：左氧氟沙星过敏
睡眠	睡眠可，每日睡眠7小时左右
生活习惯及自理能力评估	无吸烟史及饮酒史；患者可独立进食、洗澡部分依赖、穿衣、修饰，大小便可控制，可自己进行床椅转移，上下楼梯需部分依赖，自理能力评分70分，轻度依赖（评分依据：表5-1-1，自理能力评估）
跌倒/坠床风险评估	患者80岁，视觉退化，步态不稳，虚弱无力，跌倒/坠床风险评分4分，为高风险（评分依据：表5-1-1，跌倒/坠床评估）
心理及社会状况评估	患者家庭经济情况良好，子女照顾；心理状态佳，能积极配合治疗。医疗费用支付形式：医疗保险，家庭无经济负担

骨质疏松患者评估量表

姓名	张某	性别	女	年龄	80岁
身高	153cm	体重	42kg	职业	无
联系电话	135XXXXXXXX	文化程度	文盲	婚姻状态	丧偶
既往史	仅限女性	有无绝经：未绝经☐　有☑　56岁			
		有无卵巢切除手术史：有☐　无☑			
	无 ☐　有☑：　甲状腺功能减退症				

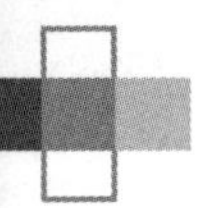

续表

糖皮质激素（泼尼松或可的松）、抗结核药、肝素、抗癫痫药等用药史	无☑　有：________		
骨折史	无☑　有，骨折部位：________		
吸烟	有□　无☑	饮酒	有□　无☑
饮用浓茶	有☑　无□	饮用咖啡	有□　无☑
饮食	牛奶或酸奶□　豆制品☑　碳酸饮料□		
运动	无☑　有□：每周_次，每次时间____		
用药	无□　有☑，药物名称：__左甲状腺素钠片__		
疼痛	无□　有☑，部位：全身____　性质：钝痛____		
身长缩短	无□　有☑　缩短长度：__4cm__		
并发症	无☑　有□：________		
血液检查	血甲状旁腺激素	47.07pg/ml	
	血钙	2.14mmol/L	
	血磷	0.95mmol/L	
辅助检查	骨密度	T值：2.2SD	
	X线检查	骨骼与周围组织影像对比比较弱、骨皮质的厚度变薄、骨纹理稀疏	

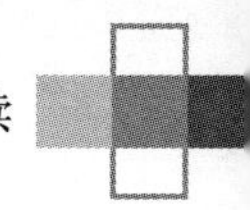

五、主要护理问题

1.疼痛：骨痛

与骨质疏松及药物副作用有关。

诊断依据： 主观资料　患者诉近2个月四肢疼痛加剧。

客观资料　唑来膦酸注射液不良反应：全身疼痛。

2.有受伤的危险

与骨质疏松导致骨骼脆性增加有关。

诊断依据：客观资料　骨密度测定：重度骨质疏松。

3.营养失调：低于机体需要量

与钙、蛋白质、维生素D的摄入不足有关。

诊断依据：客观资料　身高：153cm，体重：42kg， BMI指数：17.7kg/m²。

4.活动无耐力

与乏力、疼痛有关。

诊断依据：主观资料　患者主诉周身不适，肢端乏力，疼痛加剧2个月。

5.知识缺乏

缺乏骨质疏松疾病相关知识。

诊断依据：主观资料　患者年龄大，文化水平低，缺乏骨质疏松的治疗、预后和自我保健等知识。

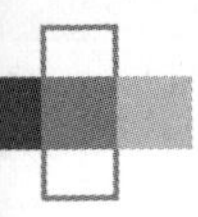

客观资料　没有关于骨质疏松的治疗、预后和自我保健的知识。

6.潜在并发症：脆性骨折

与骨质疏松导致骨质强度下降及年龄过大有关。

诊断依据：客观资料　年龄80岁；骨密度测定——重度骨质疏松；25-羟基维生素D 20.77ng/ml。

六、护理措施

1.疼痛护理

前期：

（1）使用硬板床，取仰卧位或侧卧位，卧床休息数天到1周。

（2）对疼痛部位给予湿热敷，促进血液循环，减少肌肉痉挛，缓解疼痛。给予局部肌肉按摩，以减少因肌肉僵直引发的疼痛。

中期：

（1）对于使用唑来膦酸药物后出现全身疼痛者给予药物镇痛，并观察疼痛情况。

（2）做好心理护理，告知患者疼痛的原因，给予药物指导，减少紧张焦虑，缓解疼痛。

后期：

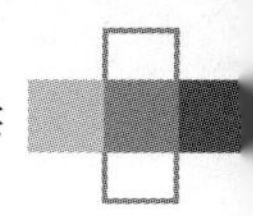

（1）告知家属给予生活协助，减少因活动带来的疼痛加剧。

（2）做好健康宣教，告知患者及家属出院后如何做好疼痛护理，出现疼痛时应重视，及早就医。

2.有受伤危险的护理

（1）保证住院环境安全，如楼梯有扶手，楼阶有防滑边缘，病房地面干燥，走道避免有障碍物等。

（2）做好入院宣教，告知患者及家属熟知科室布局，上下楼梯、卫生间应防止跌倒。

（3）告知家属24小时陪伴，协助患者的日常生活，减少意外受伤的风险。

（4）加强日常生活护理：将日常所需物如茶杯、开水、呼叫器等放置床边，以便取用；指导患者维持良好的姿势；指导其使用手杖助行器，以增加其活动时的稳定性，衣服和鞋穿着要合适，大小适中，且有利于活动。

（5）预防意外：加强巡视，在患者洗漱及用餐时间加强意外的预防。

3.营养失调的护理

（1）增加富含钙质和维生素D的食物，每天钙的摄入量应不少于800～1000mg，含钙高的食物包括各种奶制品、豆制品、芝麻酱、海带、虾米等，富含维生素D的食品有禽类、蛋

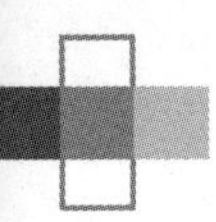

类、动物肝脏等。

（2）适度摄取蛋白质和脂肪，如三文鱼或沙丁鱼、豆制品，每天摄入牛奶300ml，或相当量的低脂乳制品。

（3）告知患者多食绿色蔬菜水果，各种维生素的摄入对防治骨质疏松有重要作用。

4.活动无耐力的护理

前期：

（1）积极治疗原发疾病骨质疏松，减少疼痛带来的活动不便。

（2）加强营养，提高机能。

后期：

指导患者由少到多，由弱到强地增加活动量，提高机体适应能力。

5.知识缺乏的护理

前期：

告知患者及家属骨质疏松疾病的发病原理，治疗措施及相关护理措施、预后情况，增强患者治疗疾病的信心。

后期：

告知自我护理、坚持服药的重要性。

6.潜在并发症：骨折的护理

（1）预防为主：预防跌倒，老年人90%以上的骨折由跌倒

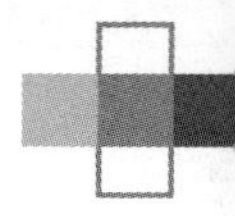

引起。

（2）进行骨质疏松的相关检查，早发现、早诊断、早治疗。

（3）通过运动刺激保持正常的骨密度和骨强度，减少骨量丢失。

（4）告知患者若出现骨折情况，应及时制动，固定患处，及时就医。

7.心理护理

鼓励患者在保证环境安全的情况下，尽量做些适度的运动，告知患者及家属重新定位角色与责任，以利于患者康复。

8.用药护理

（1）餐后服用钙制剂时告知患者增加饮水量，减少泌尿系统结石形成的机会；同时告知患者服用维生素D，以利于钙的吸收，不可和绿叶蔬菜一起服用，以免形成钙赘合物而减少钙的吸收。

（2）观察药物副作用：使用促进破骨细胞合成药物后监测体温及药物导致的疼痛情况，及时发现并给予对症处理。

9.病情监测

定期进行骨密度、血清钙、性激素及尿钙检测。

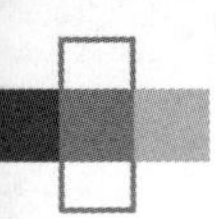

七、健康指导

1.疾病预防

指导合理的生活方式和饮食习惯，降低骨量丢失的速率和程度，延缓和减轻骨质疏松的发生及发展。

2.合理膳食

摄入充足富钙食物，如乳制品、海产品等。蛋白质、维生素的摄入也应保证。避免酗酒及长期高蛋白、高盐饮食。

3.运动指导

可做步行、慢走、打太极拳等运动，应避免进行剧烈的、有危险的运动。运动要循序渐进，持之以恒。

4.用药指导

告知患者及家属按时服用各种药物，学会自我观察药物不良反应。

5.预防跌倒

给予预防跌倒的宣传教育和保护措施，在家庭中设置防滑、防绊、防碰撞设施。

6.出院指导

告知患者定期复诊，定期复查相关指标。

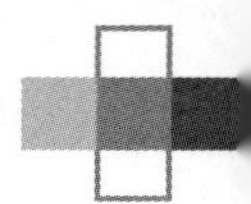

八、护理评价

1.患者疼痛得到缓解。

2.血矿含量和骨矿密度有所改善。

3.患者乏力症状缓解，能进行适当活动。

4.患者对治疗有信心并主动配合治疗。

5.患者未发生潜在并发症。

九、延续性护理

出院时间	存在问题	指导方法
1周	对如何进行饮食结构调整还存有疑惑	告知患者及家属，每天饮用200ml左右牛奶，多食用绿色蔬菜及水果，适量食用动物肝脏、海带、贝类等
1个月	对药物的相关事项不了解	指导患者及家属，钙剂餐后服用并适当增加饮水量以减少泌尿系统结石形成；指导患者每天进行适当日光照射，促进钙的吸收
3个月	门诊复查项目：25-羟基维生素D为29.3ng/ml，较住院时期有所上升，体重45kg，BMI指数：19.2 kg/m²，身体状况正常	告知患者持续口服补钙，维持用药方案，并给予用药指导，嘱患者及家属防跌倒，以防骨折
6个月	询问后续的治疗方案	指导患者及家属，唑来膦酸注射液需要连续3年用药才能达到最大疗效，1年后门诊并住院接受持续治疗

参考文献

[1]黎仁兰,刘雪莲,唐哲. 内分泌科专科护理服务能力与管理指引. 沈阳：辽宁科学技术出版社,2019.

[2] 陈燕.内科护理学. 北京：中国中医药出版社,2013.

[3] 母义明,陆菊明,潘长玉. 临床内分泌代谢病学. 北京：人民军医出版社,2017.

[4] 尤黎明,吴瑛. 内科护理学. 北京：人民卫生出版社,2006.

[5] 朱旅云.内分泌代谢病学科发展现状及设想. 解放军医药杂志,2013（6）：25.

[6] 国际糖尿病联盟.2019全球糖尿病地图第9版.

[7] 郑飞波,王明民,戴锦朝,等.双膦酸盐类药物治疗骨质疏松症的临床进展,2011.

[8] 中华医学会糖尿病学分会.中国2型糖尿病防治指南. 医脉通,2017.

[9] 中华医学会糖尿病学分会.中国2型糖尿病防治指南. 医脉通,2020.

[10] Mann JFE,Orsted DD,Brown-Frandsen K,et al.Liraglutide and renal outcomes in type 2 diabetes.N Engl J Med,2017,377（9）：839-848.DOI：10.1056/NEJMoa1616011.

[11] Li Y,Liu J,Liao G,et al.Early intervention with mesenchymal stem cells prevents nephropathy in diabetic rats by ameliorating the inflammatory microenvironment.Int J Mol Med,2018,41（5）：2629-2639.DOI：10.3892/ijmm.2018.3501.

[12] 陈露，孙东.间充质干细胞外泌体在慢性肾脏病的研究进展.中华肾

脏病杂志，2019,35(3):236-240.DOI：10.3760/cma.j.issn.1001-7097.2019.03.015.

[13] 葛均波，徐永健. 内科学. 8版. 北京：人民卫生出版社，2013.

[14] 陈文彬，潘祥林. 诊断学. 7版. 北京：人民卫生出版社，2012.

[15] 刘成玉.健康评估. 3版. 北京：人民卫生出版社，2014.

[16] 孙玉梅，张立力. 健康评估. 4版. 北京：人民卫生出版社，2017.

[17] 关守萍，罕若林，黎仁兰. 云南省糖尿病专科护士培训教程. 云南：云南科学技术出版社，2020.

[18] 张静平，王宏运. 内科护理学. 2版. 北京：人民卫生出版社,2014.

[19] 雷宇，那竹惠，刘雪莲. 心脏大血管外科微创心脏外科专科护理与实践. 昆明：云南科学技术出版社，2020.

[20] GimpelDamian,Shanbhag Satya, Srivastava Tushar, et al. Early discharge from intensive care after cardiac surgery is feasible with an adequate fast track, Stepdown unit： Waikato experience. Heart Lung circ, 2018.

[21] Yoshiaki K, Minoru T, Hiroshi N, et al. Transcatheter plug occlusion for various cations after cardiac/thoracic aortic surgery. J Cardiovasc surg, 2019, 60 (4) .

[22] Gimpel D, Shanbhag S, Srivastava T, et al. Early discharge from intensive care after cardiac aurgery is feasible with an adequate fast track, stepdown unit Waikato Experience reart Lung circu, 2018.

[23] 段霞. 基于快速康复理念的心脏术后多学科协作康复运动模式的构建及应用. 中国护理管理, 2018, 18 (S1) ：14-16.

[24] 商显梅. 快速康复外科理念在心脏外科术后护理中的应用及其对护士职业认同感的影响. 中国医学创新, 2019, 16 (07) ：88-90.